가정 면역 혁명

당신 가정의 면역력을 깨워라
가정 면역 혁명

초판 1쇄 발행   2021년 3월 15일
초판 2쇄 발행   2021년 4월 15일

지 은 이   윤경혜
펴 낸 이   한승수
펴 낸 곳   문예춘추사

편   집   양정희, 이상실
마 케 팅   박건원
디 자 인   박소윤

등록번호   제300-1994-16
등록일자   1994년 1월 24일
주   소   서울특별시 마포구 동교로 27길 53, 309호
전   화   02 338 0084
팩   스   02 338 0087
메   일   moonchusa@naver.com

I S B N   978-89-7604-437-2 13510

* 이 책에 대한 번역·출판·판매 등의 모든 권한은 문예춘추사에 있습니다.
  간단한 서평을 제외하고는 문예춘추사의 서면 허락 없이 이 책의 내용을
  인용·촬영·녹음·재편집하거나 전자문서 등으로 변환할 수 없습니다.
* 책값은 뒤표지에 있습니다.
* 잘못된 책은 구입처에서 교환해 드립니다.

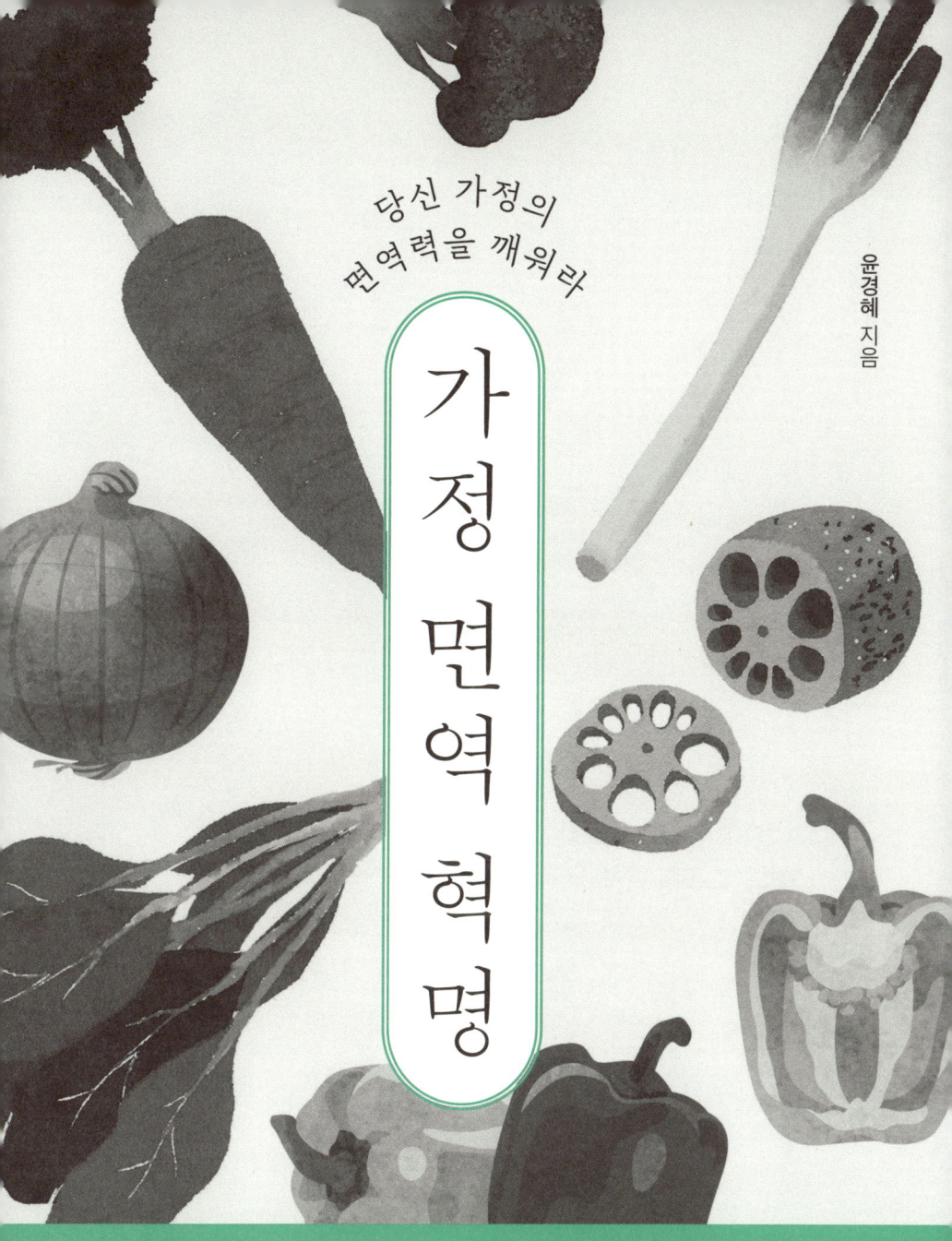

당신 가정의
면역력을 깨워라

윤경혜 지음

가정 면역 혁명

면역력을 높이는 건 약이 아닌 음식이다.
몸속의 찌든 독소를 배출하고 건강한 면역력을 획득하는 법!

문예춘추사

| prologue | 면역력을 높이는 건
약이 아닌 음식이다 |

"현명한 자는 건강을 인간의 가장 큰 축복으로 여기고, 아플 땐 병으로부터 혜택을 얻어낼 방법을 스스로 생각하며 배워야 한다."
_ 히포크라테스

7번의 습관성 유산, 몸과 마음이 지치다…

결혼을 하고 일곱 번의 습관성 유산을 경험했다. 태아의 심장이 멈추는 반복되는 유산으로 소중한 생명을 지키지 못했다. 뱃속에서 일곱 번이나 태아를 떠나보내며 스스로 살인자가 되어갔다. 분명히 친정엄마는 나를 건강하게 낳아주었는데 왜 하필 나에게 이런 일이 생겼는지에 대해 고민에 빠졌다. 그저 나와 남편을 닮은 아이를 낳고 싶었을 뿐인데, 남들 다 낳는 아이를 나는 왜 낳지 못하는가에 대한 의문만 있을 뿐 어디가 잘못된 건지 찾을 수 없었다. 난임 검사를 한 결과, 내 병명은 자가면역질환이었다. 자가면역질환이 왜 생겼는지 원인도 생각지 못한 채 병원에서 처방해주는 면역글로불린 주사로 상태를 조절하며 태아를 키웠다. 그리고 드디어 나에게도 예쁜 딸이 생겼다.

평범한 주부가 먹거리 컨설턴트가 되다

하나밖에 없는 내 아이도 여자이다. 그러다 보니 나와 같은 아픔을 겪지 않을까란 두려움이 있었다. 두려움 없이 아이를 건강히 키우기 위해 책을 보기 시작했고 어느새 300권이 넘는 책을 읽었다. 처음엔 아이를 똑똑한 영재로 키우기 위한 욕심에 육아서를 잡았다. 푸름아빠 최희수 작가님의 『배려 깊은 사랑이 행복한 영재를 만든다』, 하은맘 김선미 작가님의 『불량육아』, 박혜란 작가님의 『믿는 만큼 자라는 아이들』 등 수많은 육아서에서는 교육과 사랑, 배려뿐 아니라 올바른 먹거리 이야기를 전하고 있었다. 모두 건강한 아이가 똑똑하다, 자연이 주는 식재료로 만든 집밥만이 건강한 신체와 두뇌를 만든다고 했다. 건강 관련 추천도서를 사 보고 추천 책에 이은 연관 도서들로 거미줄처럼 사고를 확장시키면서 다큐멘터리도 찾아보기 시작했다.

조엘 펄먼의 『아이를 변화시키는 두뇌음식』을 읽고, 아이에게 고급진 포장지의 비싼 쌀과자 대신 생당근, 생고구마를 잘라서 주고 파프리카를 장난감처럼 가지고 놀게 했다. 안병수의 『과자, 내 아이를 해치는 달콤한 유혹』에서 '식품회사는 소비자를 위해 음식을 만들지 않는다'는 것을 알 수 있었다. 서재걸 박사의 『해독주스』를 통해서는 생야채와 익힌 채소, 익혀서 간 채소의 흡수율이 상당한 차이가 난다는 것을 알게 되면서 해독주스를 만들어 먹기 시작했다.

읽는 것에서 끝난다면 책을 읽었다고 할 수 없다는 나만의 독서 철학이 있다. 책을 한 권 읽으면 한 가지라도 꼭 실천해보았다. 가족들에게 견과류를 먹여보고, 채소를 삶고 갈아 만든 해독주스를 몇 년째 먹어오고 있고, 합성치약 대신 죽염도 써보고, 계면활성제가 든 샴푸를 안 쓰고 물로만 머리를 감는 노푸도 1년을 해봤다. 일회용 생리대를 안 쓰고 면 생리대로 바꾸는 등 독서를 통해 할 수 있는 것을 찾아 실행해보는 것이 나에게 꼭 맞는 놀이였다.

독서의 세계가 계속 확장되면서 내가 앓았던 습관성 유산, 자가면역질환, 극심했던 생리통이 먹거리에서부터 잘못된 결과였다는 것을 알았다. 하지만 그렇게 환경을 바꿔가며 해독주스를 만들어 먹었어도 나의 질환은 쉽게 좋아지지 않았다. 먹거리 컨설턴트로서의 공부를 하면서 기존에 챙겨 먹었던 채소의 양이 턱없이 부족하다는 것과 생체이용률과 흡수율이 떨어진다는 것을 알았다. 평범한 주부 입장에서 책만으로는 부족했던 음식에 대한 이해와 조리법, 올바른 식이를 먹거리 컨설턴트 공부를 하면서 채워갔다.

가정먹거리연구소 1인 기업이 되다

먹거리 컨설턴트가 되고부터 질환을 가진 수많은 의뢰인과 상담을 해왔다. 아이를 키우면서 행복해야 할 40대에 찾아온 유방암, 비만에서 오는 고지혈증과 고혈압, 당뇨, 한창 일할 40대 가장의 대장암, 아토피로 잠 못 자는 아이들, 원인불명 난임으로 고통받는 의뢰인들의 모든 질환은 잘못된 식습관에 있었다. 생활 습관병으로 힘든 수많은 의뢰인들의 상태가 먹는 것만 바꿨을 뿐인데 치유가 돼가는 것을 보았다. 그러면서 질환이 오기 전에 예방할 수 있었다면 얼마나 좋을까라는 생각에서 가정먹거리연구소를 만들고, 블로그, 유튜브, 네이버 카페를 통해 건강한 먹거리를 알리기 시작했다. 현재 나는 가정먹거리연구소를 통해 가정의 건강한 먹거리를 전하고 온오프라인을 통해 건강한 식습관을 전하는 강사로 활동하고 있으며, 먹거리 컨설턴트로 매일 건강한 집밥을 먹는 습관을 컨설팅하고 있다.

건강한 음식 습관에서 제일 먼저 해야 하고 가장 중요하다고 강조해도 지나치지 않은 것은 '먹지 말아야 할 것을 먹지 않는 것'이다. 건강의 첫걸음인 독소를 비우는 해독부터 식이와 음식의 영양, 면역력에 대한 부분을 강의하며, 가정의 중심인 엄마들이 건강한 집밥을 꾸준히 실천하며 함께할 수 있게 온라인 커뮤니티를 운영하고 있다. 엄마들이 건강한 집밥을 하기 싫어서 안 한 것이 아니라 몰라서 못했구나를 온라인 커뮤니티를 통해 알았다. 올바른 식사를 통해 면역력 집밥이 될 수 있게 '매집사' '매일 집밥은 사랑입니다'를 안내하고 있으며, 가정먹거리연구소를 통해 지혜로운 소비자를 양성하고 있다.

건강한 식단의 선택, 냉장고의 가짜 음식을 다 버리다

나는 건강과 관련된 박사나 의사, 영양사가 아니다. 전공 또한 연관성이 전혀 없는 그저 평범한 가정주부다. 다만 내 아이를 사랑하는 맘으로 책을 보며 공부하기 시작했고, 공부한 것을 토대로 먹거리, 바디 버든을 알아보고 실천했다.

2017년 SBS 스페셜에서 바디 버든을 주제로 방송을 했는데, 너무 충격적이었다. 바디 버든은 우리가 먹고 마시고 바르고 씻는 행위를 통해 체내에 조금씩 쌓인 총독소를 말한다. 여성호르몬인 척 달라붙어 염증을 만드는 컵라면에 쓰이는 스티로폼 용기, 플라스틱 용기, 화장품, 영수증 종이, 세제나 샴푸 등이 입이나 피부 등 여러 경로로 들어와 쌓이면서 건강에 영향을 미치는 것이다.

이런 환경호르몬이 우리 몸의 호르몬을 분비하는 내분비계를 교란시켜 신진대사 기능을 방해함으로써 생식 기능 저하나 기형, 난임, 아토피, 면역력 저하, 성장장애, 암 등을 유발하고 있다. 게다가 독성은 유전이 되었다. 엄마의 독성이 아이에게 유전된다는 것이다. 얼마나 무서운지, 깨끗해야 할 아이가 태어난 지 이틀밖에 되지 않았는데 모발에서 중금속이 검출되어 나왔다. 심지어 태아 때 약으로 키우고 모유도 못 먹은 아이인데 크면서 질병으로 아플까봐 겁이 났다. 습관성 유산을 만든 자가면역질환이 사소한 식습관 행위 하나하나가 쌓여서 만들어진 것임을 알고 바꿔나갔다.

나는 건강을 위해서 처음부터 주방에서 음식을 해왔던 사람이 아니었다. 다른 사람과 똑같이 각종 패스트푸드와 인스턴트, 가공식품, 고기와 술을 즐겨 먹었다. 이런 음식들로 인해 각종 질환이 나타났음에도 나이 들어서 그런 것이라 생각했다. 누구나 지방간, 역류성 위염, 생리불순, 자궁염증, 항상 찌뿌둥한 아침 등 그런 것 하나 정도는 앓고 있지 않은가? '너도 그러니? 나도 그래'처럼 내 몸이 보내는 신호를 지나쳤다. 나에게 왔던 신호는 자가면역질환에서 온 난임, 너무 심한 생리통이었다. 나는 나날이 환자가 되어갔다.

독성의 환경을 바꿔주는 바디 버든 줄이기를 실천하면서 질환이 호전될 줄 알았다. 하지만 그리 쉽게 바뀌지 않았다. 건강과 관련된 책을 100여 권 읽으며 건강에 대한 공부를 시작하면서 편의점에서 파는 식품과 TV광고를 통해 나오는 가공식품이 가짜 음식이라는 것을 알았다. 냉장고에 있는 가공식품인 예쁜 쓰레기를 모조리 버리며 이전의 식습관을 하나씩 하나씩 바꾸어나갔다. 고기와 가공식품이 차려진 밥상이 아닌 채소를 삶고 갈아서 만든 스무디와 수프를 먹었고, 건강한 유기농 채소와 열을 최소화한 저온 조리법으로 식탁이 바뀌면서 1년 만에 자궁이 편안해짐을 느꼈다. 나잇살이라고 여겨 빠지지 않을 것만 같았던 뱃살도 고강도 운동 하나 없이 20대의 몸무게와 몸매로 돌아갔다. 올바른 집밥을 시작하면서 놀랍게도 약으로도 좋아지지 않았던 고질적인 생리통이 치유되었다.

지금 여기저기에서 광고하고 있는, 세상 대부분의 음식은 사람이 먹는 음식이 아니라고 말하고 싶다. 아무것도 모른 채 평범하게 먹고 살아간다면 나처럼 습관성 유산을 경험하거나 고질적인 질환으로 고생할 것이다.

올바른 식사가 면역력을 만든다

방탄 커피가 인기였던 저탄고지 식단, 케토 식단의 책들이 많이 쏟아져나왔다. 모두 자신의 식단이 최선이라 주장한다. 하지만 우리는 치우친 영양 식단으로 내 몸의 면역력을 지킬 수가 없다. 우리 몸을 구성하고 호르몬을 만드는 것은 모두 단백질이 하는 일이다. 그리고 단백질을 쓰임새 있게 운반하고 흡수를 높여주는 것은 비타민과 미네랄의 역할이다. 따라서 우리는 면역력을 높이기 위해 꼭 필요한 비타민과 미네랄, 단백질을 충분히 섭취해야 한다. 탄수화물과 지방은 내가 챙기지 않아도 너무 들어와서 문제이지 부족하지는 않다. 배부른 영양실조라는 말은 여기서 나온다. 모든 식이요법의 가치는 몇 사람의 성공사례만 보고 판단할 수 없는 것이다.

채식 위주의 식사. 정말 현대사회에서는 꼭 필요한 식사이다. 육식을 많이 먹고 채소들을 안 먹는 고지혈증, 당뇨, 고혈압, 비만 등은 모두 생활습관에서 오는 병이다. 채식 식단을 시작해서 1달 정도 지나면 몸이 가벼워지고 질환이 없어지면서 뚜렷한 변화가 나오는 건 당연한 결과이다. 우리 세포는 기름진 트랜스 지방, 가공 식품을 알지 못한다. 세포가 좋아하는 채소를 넣어주니 자가 치유력이 생기는 것이다. 하지만 동물성 단백질을 제한하는 채식 식단을 계속 유지했을 때의 문제점도 분명히 있다. 원시시대에도 동물성 단백질을 먹었다. 새의 알, 새, 작은 동물들을 수렵해서 말이다. 식물성 단백질인 씨앗이나 채소로 충분했다면 위험을 무릅쓰며 자기보다 힘센 동물을 잡고 물고기를 잡아먹었을 리가 없다.

한쪽에 치우친 식단이 최강의 식사인 양 선전되고 있다. 누군가에겐 최강의 식사일 것이다. 하지만 내가 만난 질환을 가진 의뢰인들에게 모두 똑같은 식단을 해줄 수가 없다. 사람마다 지문이 다르고 생김새, 머리카락도 다르듯 소화기관, 위, 간의 상태 또한 다 다르다. 홍삼

이 면역력에 좋다고 모두에게 맞는 건 아니라는 것이다. 나는 개인의 생활습관, 건강검진 결과, 몸 안에 쌓인 독소량에 따라 다르게 식단을 가이드해준다. 세상에 똑같은 사람은 한 명도 없는데 어떤 한 가지 식단이 누구에게나 최강의 식사일 수가 없다. 먹거리 컨설턴트인 나는 단백질, 비타민, 미네랄을 충분히 섭취하는 올바른 식사를 권장하고 있다. 식물성 단백질 85%, 동물성 단백질 15% 비율의 식사, 채소와 과일의 비율도 85 대 15인 식단을 말한다. 5대 영양소가 들어 있는 올바른 식단이 면역력을 높이는 식단이다.

책 안에 있는 힐링 푸드 레시피는 구하기 힘든 해외 식재료가 아닌 우리나라에서 흔한 식재료와 제철 채소를 이용해 영양과 맛, 흡수율까지 고려해서 나온 레시피다. 5대 영양소와 파이토 케미컬로 채워진 면역력 집밥의 세계로 여러분을 가이드한다.

우리 몸은 원시시대의 몸 그대로다. 해독기관인 간이 두 개로 진화되지도, 미세먼지와 흡입성 독소를 걸러주는 콧속에 최강 필터가 생기지도 않았다. 각종 인스턴트나 가공식품을 우리 몸은 알지 못한다. 이런 음식에 든 안 좋은 식품첨가물이 몸속에 쌓이기 시작해 각종 염증과 질환, 암을 만들고 있다.

이 책을 통해 건강한 진짜 먹거리를 전파하고 싶다. 독자들과 함께 건강한 먹거리를 만들고 주방에서의 소중한 시간을 나누고 싶다. 지혜로운 소비자들이 많아지면서 더 이상 저질스러운 가공식품이 안 만들어져 건강한 가정이 되길 바란다. 필자와 독자를 위해서, 또 우리들의 자녀를 위해서 말이다. 건강한 문화와 건강한 가정의 시작은 엄마의 주방에서부터 시작된다. 내가 먹은 음식이 나를 배신하지 않는다는 것을 알리고, 가정먹거리연구소를 통해 진짜 먹거리를 알리고 싶다. 이 책은 지식만 전달하는 책이 아닌, 내 입으로 들어가 내 몸을 지탱해주는 먹거리의 패러다임을 바꾸고 실천하는 책이다. 올바른 지식이 건강염려증에서 벗어나게 해주고, 좋은 식습관이 병을 예방할 수 있게 할 것이다. 내 삶의 유통기한은 나의 밥상이 결정한다. 내 몸은 의사가 처방한 약이 아니라 내가 매일 먹는 건강음식으로 채운 내 몸이 고치는 것임을 잊지 말자.

"몸을 건강하게 유지하는 것은 나무와 구름을 비롯한 모든 것,
즉 전 우주에 대한 감사의 표시다."

_ 틱낫한

C/O/N/T/E/N/T/S

prologue   면역력을 높이는 건 약이 아닌 음식이다   / 004

PART 1.
나는 더 이상 아프고 싶지 않았다

01	신도 버린 내 자궁, 또 유산	/ 020
02	무력감에 무너져가는 식습관	/ 027
03	알고 보니 나, 남편, 딸 모두 환자였다	/ 030
04	내 집은 화학실험실이었다	/ 034
05	딸을 위해 변하기 시작했다	/ 043
06	먹거리 컨설턴트가 되다	/ 045
07	이웃집 아픈 엄마, 아픈 아이	/ 049

PART 2.
면역력 떨어뜨리는 것의 정체

01	면역력 떨어뜨리는 것의 정체	/ 056
02	숨만 쉬어도 생기는 활성산소	/ 058
03	서구화된 식생활과 불규칙한 식습관	/ 061
04	식품첨가물 가득한 가공식품	/ 064
05	조리도구의 중금속	/ 069

06	일상이 돼버린 미세먼지	/ 074
07	스트레스는 만병의 근원	/ 076
08	수면과 운동부족	/ 079

PART 3.
면역력은 가정의 먹거리에서 시작된다

01	건강한 식사로 내 아이의 면역력을 지켜라	/ 084
02	아이의 식습관 잡아주기 빠를수록 좋다	/ 088
03	잔병치레 없는 아이로 키우는 식사	/ 093
04	모유의 질을 높여라	/ 096
05	씹으면 얻을 수 있는 면역력	/ 099
06	체온이 따뜻해야 면역력을 지킨다	/ 102
07	잘 먹는 아이 만드는 법 4가지	/ 105

PART 4.
몸속의 찌든 독소를 배출하는 식습관

01	독소가 보내는 신호를 무시하지 말자	/ 116
02	자기도 모르게 들어오는 외독소, 몸 안에서 만들어지는 내독소	/ 119
03	잘못된 조리법이 만든 독소	/ 122
04	해독 기관인 간	/ 129
05	독소가 쌓여서 오는 질환	/ 132

06	건강검진에서 살피는 독소 체크법	/ 139
07	내 안의 찌든 독소 배출하는 법	/ 143
08	독소 배출 돕는 식사법	/ 149
09	독소 배출 후 달라진 점	/ 151

PART 5.
진짜 음식 VS 가짜 음식, 음식의 패러다임을 바꿔라

01	진짜 집밥 VS 가짜 집밥	/ 156
02	지금 당장 냉장고를 비워라	/ 158
03	밥에도 품격이 있다	/ 162
04	채소 영양분 손실 줄이는 저수분 조리법	/ 165
05	신선한 채소와 과일, 제철음식이 보약	/ 167
06	흡수율 높이는 조리법	/ 170
07	영양제 꼭 먹어야 하나?	/ 175

PART 6.
가정먹거리연구소의 면역력 레시피

01	면역력 지키는 힐링 스무디	/ 182
02	뼈를 강화하는 케일 스무디	/ 184
03	간을 회복시키는 비트 스무디	/ 187
04	영양까지 챙기는 고단백질의 비트 클렌징 수프	/ 192

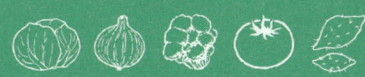

05	면역력의 최고봉, 세포를 살리는 히포크라테스 수프	/ 194
06	면역력 지키는 집밥 레시피	/ 199
07	건강한 아침 식사 레시피	/ 203
08	난임, 불임을 극복하는 레시피	/ 206
09	바쁜 맞벌이 부부를 위한 레시피	/ 214
10	냉파를 활용한 레시피	/ 216
11	최강의 다이어트 레시피	/ 219
12	해독을 돕는 레시피	/ 225

PART 7.
나를 살린 집밥 프로젝트

01	매일 집밥을 사랑하는 법	/ 232
02	주방에서 보낸 시간이 가족을 살렸다	/ 236
03	병실 1시간과 바꾼 주방놀이 1시간	/ 239
04	매집사, '매일 집밥은 사랑입니다'	/ 243
05	면역력 집밥 Q&A	/ 250
06	10년 뒤에도 후회하지 않을 집밥 식단을 위한 5가지 규칙	/ 263

매집사 프로젝트 체험 후기 / 267

epilogue   진짜 집밥의 시간, 내가 얻은 것은 건강, 그리고 사랑이었다 / 284

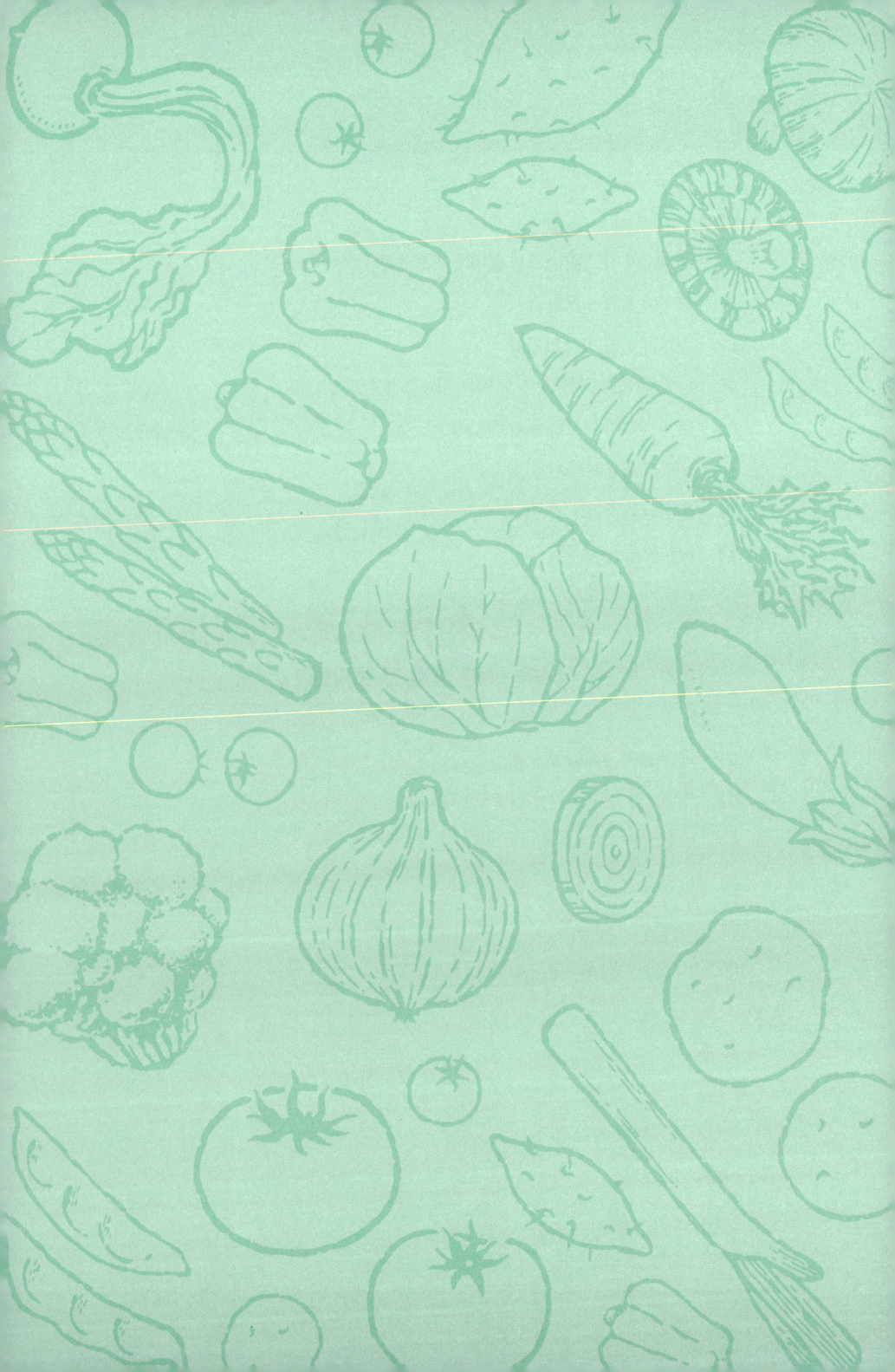

PART 1.
나는 더 이상 아프고 싶지 않았다

01

신도 버린 내 자궁, 또 유산

"오빠, 나 임신했어!"
"진짜? 그럴 줄 알았어. 느낌이 그럴 줄 알았다니깐."
"어떡하지? 낳아야 하나?"

남편에게 임신 사실을 알리면서 남편의 기분을 살폈다. 남편이 아이를 가진 것을 좋아하나? 걱정하는 건 아닌가? 결혼 13년차 내 나이 43세 되던 해 3월의 이야기다. 아이를 가진 것이 너무 기쁘다. 내가 그토록 바라던 아이를 가졌으니. 그런데 아이를 또 잃을까봐서 불안했다. 이번엔 임신을 계획하지 않았다. 나이도 있었고, 더 이상 나에게 임신은 없을 줄 알았으니깐, 아니 임신을 안 하고 싶었다. 또다시 아이를 잃고 싶지 않아서였다. 그런데 이번엔 왠지 모르게 느낌이 좋다. 잘될 것 같은 기분. 나에게 찾아온 소중한 생명의 잉태. 온 마음으로 나의 삶을 위해 절실히 기도했다. 하지만 또 심장이 멈추었다. 잊고 싶었던, 묻어놨던 지난 8년의 시간을 또다시 마주하게 되었다.

결혼 2년차 된 33세 때 결심했다. 놀 만큼 놀았으니 이제 아이를 갖자! 달달한 둘만의 신혼을 즐길 만큼 즐겼고 놀 만큼 놀았다. 부모님들은 '아이는 언제 낳을 거니, 나이는 들어가는데'라고 하셨다. 부모님들이 보시기에 33세는 첫아이를 낳기에 너무 늦은 나이다. 하지만 내 주위에 아이 있는 친구들도 없었고 심지어 아직 결혼도 안 하고 자기 일을 즐기고 있는 친구들도 있었다. 친구 따라 강남 간다고, 내 주변 친구들과 동료들 중에 결혼과 출산이 없었기에 아이를 가져야겠다는 생각을 하지 못했다.

그래도 여자 나이 33세에 임신하고 출산하면 34세, 아이가 초등학교 갈 때면 42세에 학부모가 된다 생각하니 더 이상 늦추지 말아야겠다 싶어서 임신을 준비하게 됐다. 대견하게도 어디서 주워들은 것은 있어서 임신을 준비하며 술도 끊고 외식도 줄이고 집밥을 해서 먹어가며 아이를 가질 건강한 몸을 만들었다. 그런데 '우리 아이 갖자' 하면 한두 달 안에 가능할 줄 알았던 임신이 6개월이나 걸렸다. 6개월도 길다고 생각할 정도로 아이를 갖는 것이 쉬운 일인 줄 알았다. 병원의 어떤 도움도 없이 임신 준비 6개월 만에 자연 임신을 했고, 태아를 위해 임산부에게 좋다는 견과류, 과일, 우유, 엽산을 챙겨 먹었다. 태교를 위해 생전 안 하던 손바느질, 수학 문제 풀기, 클래식 듣기 등을 해가며 임신 상태를 즐겼다.

눈이 펑펑 오는 1월 임신 17주

똥배처럼 아랫배가 봉긋 나왔다. 이 안에 아이가 있다는 것이 신기할 뿐이었다. 매일 아침이면 뱃속 아이에게 인사를 했다. 그날 아침도 '아가야, 잘 잤니? 엄마는 오늘 기분이 너무 좋아, 왜냐하면 널 만나러 가는 날이거든. 눈이 펑펑 오고 있어서 더 좋아. 얼마나 컸을까? 팔, 다리가 꼬물거리겠지? 딸인지 아들인지 알 수 있을까? 살짝 보여주겠니?'라고 말을 건넸다. 설레는 맘으로 남편과 지하철을 타고 갔다. 눈길이 미끄러워 차를 가지고 가기엔 무리였다. 예약을 하고 갔어도 눈이 많이 와서인지 병원엔 대기가 밀려서 1시간은 기다려야 했다. 남편과 병원 근처 맛집인 기사식당에서 좋아하는 제육볶음을 먹었다.

이제 나의 진료시간, 반갑게 맞아주시는 선생님이 "아이 얼마나 컸나 볼까요?" 하며 초음파를 보는데, "잠깐만요." 하시더니 여러 번 기계로 이리저리 문지르며 살폈다.

"심장이 뛰지 않네요."

정적. 심장이 멈췄다. 몇 번을 찾아봐도 소리를 찾을 수 없었다. 심정지된 태아는 13주 된 크기였다. 오늘, 어제 멈춘 것이 아닌 3주 전에 멈춘 거였다. 아이가 죽은 채 내 뱃속에 3주나 있었는데 아이가 죽었는지 살았는지도 모르고 바보처럼 아침마다 이야기를 하고 있었다. 병원 진료실에 들어오기 전까지도 아이와 이야기를 했는데, 지금 무슨 말을 하고 있는 건지 들리지 않았고 믿을 수가 없었다. 돌아오는 택시 안에서 얼마나 울었는지 모른다. 운전기사도 남편도 보이지 않았다. 아이가 죽어서 나에게 없다는 것이, 나를 떠났다는 것이 너무 힘들었다.

아이에게 버림받은 기분이었다. '내가 너의 엄마가 되는 게 싫었니? 왜 갔니?'

'왜'가 머릿속에서 떠나질 않았다. 집에 오니 시어머님이 와 계셨고 그동안 만들다 만 아이의 배냇저고리와 육아 책은 다 치워지고 없었다. 며느리가 힘들어할까봐 해주신 어머님의 배려였다. 가족의 사랑과 배려에도 슬픔은 가시지 않았다. 태아의 주수가 17주라서 출산하는 것처럼 낳는 소파수술을 해야만 했다. 수술 대기실엔 출산을 기다리는 산모가 주수를 다 채워 아이를 만나러 왔는데, 난 바로 옆, 커튼 한 장을 사이에 두고 죽은 태아를 꺼내러 왔다. 촉진제를 맞고 자궁이 열리기를 기다리며 배를 부여잡고 아픔을 참았다. 너무 비참해서 아픔의 신음 소리조차 낼 수가 없었다. 그렇게 소파수술이 끝나고 나오는데 바로 앞이 신생아실이었다. 이제 태어난 지 2~3일도 안 된 아기들이 있는데 나도 모르게 눈길을 외면했다. 차 안에서 참았던 눈물이 터져 나오는데 멈춰지질 않았다. 내 잘못이 아니라고 하지만 아이를 지키지 못한 것이 죄인 것만 같았다. 그래서 눈물도 참아보려 했지만 참는다고 참아지는 것이 아니었다. 나의 첫 번째 아이를 떠나보낸 이야기다.

아무튼 나는 여자고 엄마가 될 사람이라 마음 추스르고 한약을 먹으며 몸을 보신했다. 아이가 잘 클 수 있는 자궁을 만들며 마음 안정에 힘썼다. 그리고 날 좋은 가을에 두 번째 임신을 했다. 임신 7주가 되어 병원에 가니, 아기집은 있는데 아기가 없는 고사 난자 같다고 했다. 3일 후에 다시 보자고 했고, 그날도 난황은 보이지 않았다. 아이가 없었기에 마음이 힘들진 않았지만, 무언가 잘못 되어가는 것 같았다. 그리고

6개월 뒤 임신, 또 8주에 심장이 약하게 뛰더니 정지되었다. 그렇게 연이어 다섯 번을 유산을 했다. 이번엔 수정이 잘 안 됐나봐, 아픈 아이라서 그랬을 거야, 그렇게 위안을 하며 미련하게 다섯 번의 유산으로 아이를 보냈다.

　더 이상은 버틸 자신이 없었다. 인터넷에서 정보를 찾아 헤매며 난임 전문 병원을 찾았다. 선생님과의 첫 대면에서 "왜 이렇게 늦게 왔어요? 힘들었죠?" 하시는데 지금껏 참았던 눈물이 쏟아져나왔다. '힘들었지'란 그 위로의 말이 듣고 싶었었나 보다. 나 스스로에게도 매번 '괜찮아, 아직 아이가 아니잖아, 형태도 만들어지지 않았잖아, 생명을 죽인 게 아니야, 새끼손톱보다도 작았어, 별거 아니야.'라며 나를 다독였다. 하지만 괜찮지 않았다. 괜찮은 적은 단 한 번도 없었다. 아이를 떠나보냈던 매번이 힘들었다. 임신이 되지나 말든지, 아이를 줬다 뺏어가는 건 뭔지 주신 분이 원망스러웠다. 기다리던 임신을 해도 기쁨보다 걱정이 먼저 왔다. 이번에도 그러면 어떡하지 하는 불안이 먼저 나를 찾아왔다. 3년이라는 시간이 10년 같았고 직장도 그만두고 아이를 갖는 것만을 생각했는데, 반복되는 유산으로 '살인을 하는 자궁', '신도 버린 자궁'이라는 자책감만 커져갔다. 아이를 죽였다는 죄책감이 나 자신을 살인자로 만들고 있었다.

　아이도 못 낳는 쓸모없는 인간, 식충이같이 남편 옆에 붙어사는 삶에서 자존감은 밑바닥까지 떨어졌다. 다섯 번의 유산 후 찾은 난임 병원에서 한 달이 넘게 호르몬 검사, 자궁내막 검사, 나팔관 검사, 면역검사 등 갖가지 검사를 했다. 검사 결과 나에게 3가지 불리한 이상소견이 나왔다. 첫 번째로 항인지질 항체 수치가 낮게 나왔다. 그래서 태아에게 산소와 영양공급이 잘 되지 않는 저산소증으로 태아가 크지 않고 항상 주수보다 작다는 것이다. 두 번째로는 NK세포인 태아 살해 세포 수치가 높게 나왔다. NK세포는 바이러스에 감염된 세포나 암세포를 직접 파괴하는 면역세포로 내부에서 감염된 비정상적인 세포를 죽이는 역할을 수행하는 세포다. 그런데 이것이 자궁에 새로 생긴 정상 세포 태아를 비정상 세포로 인식, 공격해서 NK세포는 태아 살해 세포라고 불린다. 세 번째는 S단백질인 혈전 예방 단백질이 일반인에 비해 54%밖에 되지 않아 산소공급이 잘 안 된다는 것이다.

 태아 살해 세포 수치가 높은 탓에 임신이 되자마자 면역글로불린 주사와 헤파린 주사, 아스피린을 처방받았다. 난임 검사 후 습관성 유산의 원인을 알게 되었고 약으로 조절이 된다고 하니 마음이 편해졌다. 간절함이 하늘에 닿았는지 36주까지 잘 자라주었다. 막달에 쑥쑥 큰다는데 면역글로불린 주사를 끊자 태아는 태동도 없이 얌전히 내 뱃속에서 견디고 있을 뿐 크질 않았다. 또 이러다 심장이 멈출까봐 겁이 나서 36주 5일에 제왕절개로 2.23kg의 아이를 낳았다.

엄마라는 말은 정말 특별한 말이다

 엄마란, 누군가 엄마라 불러줘야지 성립되는 수식어다. 얼마나 엄마라는 말이 듣고 싶었는지, 심장소리가 얼마나 듣고 싶었는지 모른다. 지금 코로나 바이러스로 학교도 못 가고 종일 같이 있으니 엄마 소리를 천 번은 듣는 것 같다. 뒤늦게 온 소중한 딸에게서 엄마라는 말을 듣는 지금이 숨도 못 쉬게 행복에 겨운 시간이다.

　엄마가 되고 싶어서 힘들게 기다렸던 그 고통의 시간들도, 다행히 인간은 망각의 동물인지라 잊혔다. 잠을 못 자고, 몸매가 달라지고, 호르몬이 변화하면서 오는 산후 우울증을 이길 정도로 내겐 행복 호르몬이 가득 차 있었다. 우울증조차 나에겐 감히 올 수도 없을 만큼 아이를 키우며 행복한 시간을 보냈다. 매일매일이 기쁨이고 기적이었다. 아이가 세 살이 되니 둘째 욕심이 났다. '건강한 아이 하나만 주세요'라고 기도할 때가 언제인데, 사람의 욕심은 끝이 없나 보다. 둘째를 가지기 위해 세 번의 임신이 있었지만 모두 유산되었다. 첫 아이 때와 똑같이 약과 주사를 썼는데도 말이다. 죽은 태아의 유전자 검사도 해봤지만 유전자는 정상이었다.

　43세 때 봄, 그날도 어김없이 따뜻한 햇살이 비추는 눈부신 봄날이었다. 딸에게 동생을 만들어주고 싶었으나 임신 7주인데 심장이 멈춰서 아이를 놓쳤다. 행복했던 두 달간의 임신이 이렇게 끝났다. 수술을 하고 돌아오는 차 안에서 울부짖었다. '미안해, 미안해, 미안해, 널 지켜주지 못해서 미안해'라고. 잊고 싶고 만나고 싶지 않았던 살인자 나와 다시 만나는 순간이었다.

02 무력감에 무너져가는 식습관

나만 바라보는 딸이 있기에 또다시 아무렇지 않게 괜찮은 듯 미역국을 먹었다. 유산만 일곱 번. 7전 8기도 아니고 여덟 번의 임신 중 한 명의 아이만 출산에 성공했다. 유산이 일곱 번이더라도 일곱 명의 아이를 낳은 것과 같다는데 여자로서 내 몸은 다 망가졌겠지, 늙는 일만 남은 듯했다. 미역국을 먹으면서 '이걸 먹을 자격이나 있나', '내가 이걸 먹어 뭐하나'라는 생각만 들었다. 그럴수록 내 앞에 있는 딸이 너무 고마웠다. 네가 없었다면 아이를 잃은 아픔을 어떻게 견뎠을까 안도하며 내 앞에 있는 딸에게 더 정성을 쏟았다. 남편도 나도 보이지 않았고 일어나서 잘 때까지 아이의 눈빛만 바라보며 살았다.

유튜브에 책 리뷰해주시는 김새해 작가는 루이스 L. 헤이의 『치유』를 언급하면서 "아이는 자기의 영적 성장을 위해서 가장 큰 교훈을 줄 수 있는 환경을 찾아서 태어나고, 하늘에서 아이가 스스로 부모를 선택해서 온다"라고 했다. 그때 나는 엄마가 될 자격이 없었나, 그래서 준비가 될 때까지 기다렸던 것인가라는 생각이 들었다. 나를 선택해 와준 아이, 엄마라고 불러주는 아이를 보고 있으면 행복하고 고마운데, 자꾸 눈물이 났다. 다른 아이들에게는 선택받지 못했다는 슬픔이 있었다. 마지막 유산은 마흔 살이 넘은 나이 탓인지, 잦은 유산 탓인지 회복도 더뎠다. 뭔지 모르지만 예전보다 몸이 더 안 좋아진 것 같다는 것을 알 수 있었다.

하지만 나는 우울한 감성을 컨트롤할 수가 없었고 상처를 들여다보며 대면하고 싶지 않았다. 너무 아파서 잘못 건드리면 쉽게 무너져 내릴 것만 같아서 무서웠다. 살인자의 자궁에서 기적적으로 건강하게 살아나온 내 옆 단 한 명의 귀한 딸만 보고 견뎠다. 우울함과 스트레스와 마음의 공허함을 먹는 걸로 풀었다. 마트에 가면 기분을 달래주는 달달하고 자극적인 인스턴트식품, 가공식품들, 잠을 자게 해주는 술로 카트를 가득 채웠다. 아이의 이유식, 반찬만 챙길 뿐 정작 나는 굶기가 일쑤였다. 오후까지 라면이나 빵으로 허기만 채웠다. 그러다 남편이 오면 저녁을 폭식으로 일삼았다. 매일 먹는 라면이나 김치찌개가 지겨워지고 밥하기 싫은 날이면 '오빠, 나가서 먹자'라고 카톡을 보내며 외식이나 배달음식을 먹었다. 온종일 독박 육아로 지쳐오니 아이의 간식도 부실해졌다. 오전 내내 동네 아줌마들이랑 수다 떨거나 무의미하게 집에서 TV를 보다가 유치원 하원 시간이 되면 아이에게 간식으로 쭈쭈바를 입에 물리고, 과자를 손에 쥐어주고, 꽈배기를 먹였다. 뭔가 속이 허전하면 고기가 당기는 날이다. 앞뒤로 노릇하게 잘 구워진 숯불향의 고기에 술을 마시면 배도 든든해지고 기분이 좋아졌다. 고기파인 나의 식탁엔 언제나 햄과 고기가 있었다. 왠지 모르게 기분이 처지고 우울한 날이면 '남편, 오늘 한잔 어때?' 하며 술로 기분을 달랬다. 밤에는 잠을 자지 못하는 불면증 때문에 뜬눈으로 보내기가 일쑤였다. 특별히 하고 싶은 것도 없고 의욕도 없이 쳇바퀴 돌듯 매일 반복되는 독박 육아의 삶이었다. 무너진 식생활이 나를 더 악화시키고 있다는 것도 자각하지 못한 채 살아가고 있었다.

03   알고 보니 나, 남편, 딸 모두 환자였다

　모든 사람들은 새해가 되면 떠오르는 해를 보면서 소원을 빈다. 나의 소원은 언제나 건강이다. '2020년도 내 가족, 시댁, 친정과 내가 아는 모든 사람이 아프지 않고 건강하게 해주세요.' 그다음으로는 '부자 되게 해주세요'를 빈다. 아무튼 내 가족이 아픈 것도 힘들지만 주위 분들이 아프다는 이야기, 수술을 해야 한다는 소식도 남일 같지 않다. 내 상황일 수도 있다는 생각에 걱정이 되고 그분과 그 가족은 얼마나 힘드실까 가슴이 아프다. 현재 나, 남편, 딸 모두 특별히 어디가 아픈 곳 없이 지극히 정상이다. 단지 항상 똑같이 올해도 건강을 비는 것이다. 그렇게 소원만 간절히 빌 뿐, 건강을 위해 꾸준히 운동을 한다거나 영양제를 챙겨 먹는다거나 먹거리를 바꾸는 변화나 노력은 없었다.

우리는 지극히 건강하고 정상적인 가족이다

　남편은 40대라고 믿기지 않을 정도로 군살 하나 없는 탄탄한 몸을 가지고 있다. 워낙 부지런해서 40 넘으면 슬슬 나온다는 뱃살도 없다. 20년간의 회사생활로 일요일도 7시면 일어나는 규칙적인 생활습관을 가지고 있고, 오전 9시면 배고파하며 아침을 꼭 챙겨 먹는다. 운동을 좋아해서 수영과 헬스를 즐긴다. 아픈 데라곤 하나도 없이 평범보다 더 건강한 습관으로 40대지만 30대처럼 살고 있다. 그러던 남편에게 42세 건강검진 때 위축성 위염 진단과 함께 고혈압, 복부 비만 진단이 나왔다. 그리 자기 시간을 내서 운동하며 관리했는데 복부비만이라니. 나 정도 퍼질러 있어줘야 복부비만이지 하며 놀려댔다.

　그리고 보니 남편에게 보였던 전조증상들이 있었다. 피곤할 때면 가슴이 쪼일 듯이 아프다는 경우가 종종 있었고, 1년 동안 장염을 3~4번 정도 걸렸으며, 가끔은 신물이 올라올 때도 있고 입안에 구내염 증상이 자주 났었다. 그런데 이런 정도의 몸의 반응은 누구나 있는 것이 아닌가? 상한 음식을 먹으면 장염이 올 수 있고 피곤하면 입병도 날 수 있고, 40대 나이에 이 정도의 증상은 증상이라고 생각하지 않았다. 직장인의 삶이란 스트레스는 기본 옵션이고 식사시간이 들쑥날쑥한 건 당연한 것이니깐. 이런 증상들 누구에게나 있는 것으로 약 몇 번 먹으면 없어지는 것이라 생각했다. 그런데 건강검진에서 보이는 수치는 또 다른 의미로 다가왔다. 나중엔 암으로도 발전할 수 있다는 데서 오는 공포라고나 해야 할까?

암이 '기지개를 켜려 해요'라는 신호

나는 내 입으로 말하면 욕먹을 것 같지만 체구가 작고 내 나이로 보이지 않는 동안이라는 장점이 있다. 이는 학원 강사를 하는 나에게는 장점이었고, 겉으로 보이는 동안 페이스만큼 속도 건강하다고 자부했다. 그런 나에게 불편한 점은 자궁 선근증으로 항상 아랫배가 아리고 묵직하다는 것이다. 생리통이 너무 심해서 일상 활동을 하기 힘들 정도였고, 타이레놀 한 통을 다 먹을 정도로 통증이 심했다. 야식과 술로 차곡차곡 찌운 나잇살은 운동으로도 이젠 빠지지 않았다. '이 정도의 뱃살은 아줌마라면 있어야 인간미 있지'라고 위안하며 마른 비만, 내장비만은 40대인 내가 함께해야 할 숙명이라 생각했다. 국가 건강검진상 골밀도가 평균치보다 많이 떨어져 있었지만, 비타민 D만 부족할 뿐 모든 수치는 정상이었다.

내 딸은 작게 태어났지만 잔병치레 한번 없이 잘 자랐다. 맘 같아선 집에서 낳고 싶었을 정도로 병원을 싫어해서 제왕절개로 출산 후 일주일 동안 병원에 있는 것도 맘이 편치 않았다. 그래서 산후조리원에도 들어가지 않고 바로 일주일 만에 아이를 안고 집으로 왔다. 작고 여리여리했지만 병원에 한 번도 입원해본 적이 없다. 다섯 살이 되어 유치원에 보내기 전까지 감기도 걸리지 않을 정도로 건강했다. 온실의 화초처럼 집안에서 키웠으니 그랬을 거라 생각이 든다. 하지만 유치원에 다니고부터 시작된 감기는 1년 동안 걸리고 낫고 걸리고 낫고를 반복했다. 자가 치유력, 면역력을 키우는 시간이 길어지며 중이염, 비염, 장염 안 걸려본 병이 없다. 그런 건 세균에 적응하는 과정이겠지 했지만 변비는 쉽게 좋아지지 않았다. 내가 변비인 적이 없어서 아이의 변비 또한 쉽게 봤었다. 아이의 변비가 나중에 어떤 일을 만드는지를 그때는 알지 못했다. 누구에게나 다 있는 평범한 증상들을 정상이라 생각하고 건강하다고 알고 있었는데, 실은 남편은 위염 환자, 나는 자궁 질환자, 딸은 변비 환자였다.

04 내 집은 화학실험실이었다

딸에게 비폭력 저항의 아버지인 '간디'의 삶을 책으로 읽어주다 나 또한 새로운 사실을 알게 되었다. 그분은 20대 때 변호사 공부를 하기 위해 간 영국 유학시절 영국인이 되고 싶었던 인도인이었고, 첫 변호를 하는 날 너무 수줍어서 말 한마디 할 수 없던 분이었다는 것이다. 무엇이 이렇게 소심하고 주체성 없던 사람을 변화시켰을까? 그건 인도인인 자국민이 받은 차별이었다. 차별받아본 적 없는 상위 계급 출신인 간디는 영국인에게 차별받는 인도인의 비참한 현실에서 사회적 눈을 뜨고 비폭력 투쟁, 저항의 아버지가 되었다. 어떤 위인이든 처음부터 위대했던 것이 아니라 환경이 사람을 만드는 것이다. 3·1 운동 때에 평범한 사람이 위대한 애국 의사가 되고 열사가 된 것은 그때의 환경이 위인을 만들었던 것이다. 그때에 비해 지금 우리나라에는 애국자가 없는 것이 아니라 애국을 부르짖는 환경이 아니라는 차이가 있을 뿐이다.

　나 또한 집안일이라곤 아무것도 모르고 초, 중, 고, 대학까지 평범하게 엄마가 해주는 밥을 먹고살았다. 대학시절엔 캠퍼스를 누비며 술 문화에도 빠져보고, 회사 다니던 시절에는 집에서 밥을 먹은 적이 손에 꼽을 정도로 젊음을 즐겼다. 밥 한번 해본 적 없이 결혼을 하고 TV 광고에서 화려하게 포장된 마트나 편의점, 반찬가게 식품을 그대로 믿고 사 먹었던 주부였다. 그런 내가 왜 홀로 '올바른 집밥을 먹읍시다'라고 목소리를 높이는 계몽 운동가를 자처하며 건강한 유기농 먹거리와 안전한 조리도구, 무해한 생활용품, 환경보호에 빠져들었을까? 아이를 힘들게 가졌기에 건강에 더 신경이 쓰여 아이에게만큼은 유기농 먹거리를 먹이며 건강하게 키우고 싶었다. 하지만 우리 부부의 식습관은 그대로였다. 그러던 내 인생의 전환점이 된 것이 2017년 SBS 스페셜로 방영된 '바디 버든', '독성의 유전'이라는 방송이었다.

바디 버든이란?

　우리가 먹고 마시고 바르고 씻는 일상적인 행위를 통해 우리 체내에는 조금씩 독이 쌓이고 있다. 실제 플라스틱 병이나 스티로폼 용기, 화장품, 영수증 종이, 세제나 샴푸 등에 포함된 화학물질은 입이나 피부 등 여러 경로를 통해 우리 몸에 들어와 쌓이고 건강에 영향을 미치고 있다. 이렇게 체내에 축적된 유해물질 총량을 바디 버든이라고 한다.

그중 환경호르몬은 우리 몸에서 만들어지는 것이 아닌 화학물질의 일종으로 호르몬을 분비하는 내분비계를 교란시켜 신진대사 기능을 방해한다. 그 이름도 마치 자기가 호르몬처럼 작용해서 붙여진 이름이다. 환경호르몬은 생태계뿐 아니라 인간에게 치명적인 물질로 추정되고 있다. 환경호르몬이 몸에 쌓이면 생식 기능 저하나 기형, 성장 장애, 아토피, 알레르기, 성조숙증, 난임, 암 등 크고 작은 건강문제가 발생한다.

어떤 사람은 '그렇구나' 하고 심상하게 보겠지만 나에겐 가히 충격적인 방송이었다. 집안 곳곳에 자리 잡고 있는 내 돈 주고 산 음식과 생활용품들의 배반이었다. 내가 먹고 마시는 모든 것이 살기 위한 것이 아닌 죽기 위한 것이었다. 그토록 힘들었던 생리통의 이유가 차곡차곡 쌓아왔던 독소 때문이라니! 그것도 모자라 내 몸의 독소는 태아에게 유전되었다. 갓 태어난 아이의 모발에선 중금속이 검출되어 나왔다. 세상에 나와 먹어본 거라곤 모유밖에 없는데 말이다. 나의 습관성 유산의 이유, 생리통이 심한 이유 또한 화학제품 속에 들어 있는 독약이었다. 그것을 매일 마시고 바르고 쓰고 있었다는 것도 충격이었지만, 독소가 내 안으로 들어와서 어떤 질환과 질병을 만드는지도 모르고 살았다는 사실, 그동안 무지했던 것에 화가 났다. 알면서도 그런 것을 만들어 팔고 있는 기업에게 속았다는 것이 배반으로 다가왔고, 묵인하듯 가만히 있는 정부는 더 이상 믿을 수 없었다. 소비자인 내가 똑똑해지는 수밖에 없었다.

TV 방송이 끝나고 집안을 둘러보니 눈에 보이는 독소들이 한가득 들어오는데 화학실험실이 따로 없을 정도였다. 한 시간 전까지 아무렇지 않게 쓰던 것이 이젠 쓰레기보다 더한 독약으로 보였다. 그다음 날부터 즉각 실행에 들어갔다. 우선 보는 눈을 키워야 했다. 인터넷에서 다큐멘터리를 찾아보고 도서관에서 책을 찾아보면서 하나씩 버리고 채워가는 게임이 시작되었다.

주방의 변화

변화는 매일 먹는 것을 만드는 공간인 주방에서 시작되었다. 처음으로 비운 건 가볍고 값싸고 편리한 플라스틱 밀폐용기. 플라스틱으로 못 만드는 것이 없을 정도로 만능이며 색도 넣고 모양도 가지각색인 용기들이 생활 곳곳 깊숙이 들어와 있었다. 아이들 장난감, 제일 저품질 플라스틱인 생수와 색이 입혀진 음료, 샴푸를 넣은 플라스틱 용기, 간장, 식초, 고추장 등 조미료가 들어 있는 용기 또한 플라스틱이었다. 플라스틱을 다 없애고 아예 안 쓰고 살 수는 없지만, 치명적으로 질환을 만드는 것은 비우고 환경을 위해 일회용품을 안 쓰는 것으로 내가 할 수 있는 최선을 다했다.

플라스틱 용기는 모두 스테인리스 용기나 유리 용기로 바꾸었다. 플라스틱 밀폐용기는 전자레인지 등의 가열을 통해서 호르몬 이상을 일으키는 프로게스테론을 만들어내어 여성 질환인 유방암과 자궁질환을 일으킨다. 김치냉장고에 보관되는 발효 음식인 김치나 된장 용기도 스테인리스 용기로 바꾸었다. 집에 있는 플라스틱 용기 중 쓸 만한 것은 냉동보관용으로 쓰고 나머지는 버렸다. 이 또한 플라스틱 쓰레기를 만드는 것이기에 기존에 산 것은 최대한 활용했다. 플라스틱이 문제가 되는 것은 썩지 않는다는 점이다. 플라스틱이 썩어서 없어지는 데 500년이 걸린다고 하는데 500년이 안 지났으니 진짜 없어질지는 알 수 없다.

글로벌 환경보전단체 WWF 소속 호주 뉴캐슬 대학 연구팀은, 신용카드 1장의 분량은 입자의 수로 환산하면 2000개, 무게로 환산하면 5g인데 우리는 1인당 매주 신용카드 1장 분량의 미세 플라스틱을 섭취한다는 놀라운 연구결과를 공개했다. 배출도 안 되는 미세 플라스틱을 먹고 있는 우리는 10~20년 후에 플라스틱 인간이 되어 있지 않을까?

주방의 조리도구인 코팅 냄비와 코팅 프라이팬에서는 조리 시 과불화 옥탄산(PFOA)이라는 발암 물질이 나오고 있었다. 그래서 조리도구는 304 스테인리스 재질의 것으로 다 바꾸었다. 주방세제도 친환경 세제일지라도 계면활성제는 있기에 쌀뜨물로 만들기 시작했다. 이렇듯 게으르고 무지한 불량엄마였던 내가 변화하려 노력했다. 광고하는 브랜드 제품 회사에 속지 말고 스스로 알아보는 수밖에 없었다.

화장실의 변화

주방에서 대대적인 변화를 이루고 나니 힘이 쪽 빠졌다. 스테인리스 조리도구와 친해지는 것도 힘들었고, 인스턴트가 빠진 밥상을 하기가 쉽지 않았다. 그래서 이번엔 공간이 가장 작은 화장실을 변화의 대상으로 삼았다. 처음 시작할 때 화장실부터 시작해도 좋을 듯하다. 공간이 적고 가짓수가 적어서 변화가 빠르다.

합성치약에는 연마제, 불소, 방부제(파라벤, 안식향산나트륨), 계면활성제, 글리세린, 색소, 향료가 들어 있다. 불소는 치약뿐 아니라 여러 곳에 들어가는데 2차 세계대전 당시 나치들이 수용자들을 고분고분하게 만들고 통제하려고 수용소 물에 불소를 타서 마시게 했다고 한다. 치약에는 불소와 무불소 치약이 있는데 무불소, 무사카린, 무 SLS합성 계면활성제 치약으로 바꾸었다.

> "불소는 당신의 몸이 알루미늄을 더 흡수하게 한다.
> 그 흡수된 알루미늄은 어디로 가는가?
> 당신의 뇌로 간다. 알츠하이머 환자의 뇌에서 어떤 금속이
> 놀랍도록 나오는지 아는가? 당신이 짐작한 그것이다."
> _ 의학박사 윌리엄 더글러스

흔히들 마트서 쉽게 구매하는 샴푸의 구매 조건으로 향이 좋은 것이나 가격이 저렴한 것, 탈모 효과 등의 특성화 기능을 선택한다. 이것이 문제다. 아이들 키우고 있는 집에는 다 있는 손 세정제에도 계면활성제가 들어 있다. 기존에 쓰던 샴푸, 린스, 바디워시를 화장실에서 치우고 친환경 천연비누 하나로 모든 것을 해결했다.

거실의 변화

아이를 키우는 집에는 무조건 있는 것이 거실에 있는 매트다. 아이가 넘어져서 다칠까봐, 아래층 층간소음 때문에 PVC 재질의 매트는 '국민' 자가 붙으며 없으면 안 되는 필수템이 되었다. 나 또한 아이가 태어나고 한 달 안에 색감도 예쁘고 믿을 수 있는 브랜드로 PVC매트를 구입했다. 몇 날 며칠 검색하고 비교해서 하나에 20만 원씩 하는 매트를 2장이나 샀다. 그런데 PVC매트에서는 보일러가 돌아가고 열을 받을 때 유해물질이 나온다. 그것이 공기 중에 나와서 엎드려서 기어 다니는 우리 아이 코로 바로 들어간다. 좋은 나무 바닥을 두고 안 좋은 고무 매트에서 살게 했다니! 그것도 그 매트 위에서 못 내려오게 했으니, 두꺼운 이불이면 될 일인데 말이다.

비싸게 사준 장난감도 죄다 값싼 중국산의 플라스틱 재질로 환경호르몬 덩어리였다. 아이가 침 질질 흘리면서 이가 날 때 그것이 구강기에 들어간다. 뭐든지 입으로 넣어보는 탐색이 필요한 때 더러운 것 빨지 말게 하려고 바나나 모양의 치발기를 사줬다. 지금 생각하면 꼭 개에게 신발 씹지 말고 개껌 씹으라고 준 것 같다. 진실을 알지 못하니 블로그에 떠도는 국민 유아템에 눈이 홀리고 기업의 상술에 놀아나 남들 따라 하고 있었다. 밸런타인데이를 만들어서 재고 덩어리 유통기한 지난 초콜릿을 팔아치우듯 파는 국민 매트를 비싼 값에 사서, 재활용 분리수거로 고스란히 버리는 데도 돈을 내고 버렸다.

거실에서 눈앞에 보이는, 가장 자주 쓰는 것부터 치웠다. 아이 건강과 직결되는 매트, 싸구려 플라스틱 장난감들. 『내 아이를 망치는 과잉 육아』 책을 보면 "헬리콥터 맘이 아닌 베이스캠프가 돼라"는 말이 나온다. 지금 시기에 꼭 필요한 두뇌발달을 위한 장난감이라 생각하고 사들였던 것이 과잉 육아였다. 소리 나는 장난감으로 아이의 두뇌를 자극하는 것 같지만 몰입의 시간은 1분이 채 걸리지 않았다. 밖에서 지나가는 개미를 보거나 비 오는 날 고인 물웅덩이에서 보내는 몰입이 진짜였다. 사랑으로 생각하고 샀던 것들이 과잉 육아로 아이를 망치고 있었다. 사랑과 과잉은 한 끗 차이로 나의 불안이 결정한 것이다. 모두 다 가지고 있는데 나만 뒤처지고 있다는 불안심리가 육아템이라는 환경호르몬 덩어리인 쓰레기를 사 모으게 했던 것이다.

세탁실의 변화

세탁세제를 고를 때 기준은 세척력과 향기일 것이다. 겨울철엔 실내에서 빨래를 말리면서 방안 가득 퍼지는 섬유유연제 향기가 너무 좋다. 하지만 빨래가 마르면서 공기 중에 날아다니는 세제 입자가 코로 들어오면서 두통을 일으킨다. 세탁을 한 건지 세탁을 해야 하는 것인지, 깨끗하게 세탁한 것이 아닌 향긋한 냄새 뒤에 숨은 독소를 입히고 있었다. 이 옷을 입은 아이들은 피부 간지러움을 느끼거나 아토피를 호소하기도 한다. 세탁세제는 천연세제 3종 세트인 베이킹소다, 과탄산소다, 구연산으로 바꿨다. 뜨거운 물 500ml 정도에 비율은 베이킹소다 1 : 과탄산소다 1 : 구연산 0.8을 넣고 잘 녹여서 만들어 사용했다.

생활용품들

향수, 헤어스프레이, 모기약, 데오드란트 등 분사해서 나오는 용품들은 입자가 작아서 코로 흡입해서 들어오는 유해물질을 내뿜는다. 모기약은 여성호르몬인 것처럼 들어와서 프로게스테론을 교란시킨다. 내가 그렇게 마트를 들락날락거리며 산 것들이 쓰레기일 뿐이었다. 가장 안전해야 할 곳이 집인데, 나의 집은 갖가지 유해물질이 가득한 화학실험실이었다.

나는 어느새 화학제품을 거부하는 노케미족인 케미컬리스트가 되었고, 환경호르몬이 나오는 쓰레기를 버리고 소비하는 물건이 간소화되면서 자연스럽게 미니멀리스트가 되었다. 저절로 미니멀이 되면서 환경만 바꿨는데 삶이 정리되어가는 것을 느꼈다. 나에게 유난 떤다며 싫어하던 남편도 미니멀해진 집에 만족해했다.

화학실험실 같던 집이 변화하는 과정은 쉽지 않았다. 편리함에 익숙했기에 하나하나 만들어서 써야 한다는 것은 참 귀찮은 일이었다. 하지만 하나의 게임을 하는 듯한 즐거움이 있었기에 지치지 않고 해올 수 있었고, 나 스스로의 만족도가 높았다. 하지만 정보의 홍수 속에 광고나 홍보가 아닌 진짜 정보를 찾기가 정말 힘들었다. 소비자인 우리가 똑똑해지는 수밖에. 광고하고 있는 브랜드 회사에 속지 말고 스스로 알아보는 길밖에 없었다. 상업성에 놀아나지 않으려면 현명한 소비자가 되어야 했다.

05 딸을 위해 변하기 시작했다

아홉 달을 채우고 세상 밖에 나온 딸을 처음 보던 그 순간을 잊을 수 없다. 그토록 간절히 바라던 아이가 내 앞에 있다니, 보고 있는 모든 것이 기적이었다. 아이를 내 품에 안고 자고 한시도 떨어져 있고 싶지 않아서 산후조리원에도 가지 않았다. 출산 일주일 후 바로 집에 와서 처음으로 아이를 내 품에 안고 자는데 그때는 사랑스러움을 넘어 경이로움을 느낄 정도였다. 이렇게 내 옆에서 콩닥콩닥 뛰고 있는 심장 소리라니! 어떻게 네가 내 뱃속에 있었니? 숨 쉬고 있는 심장 소리를 잠깐도 놓치고 싶지 않아서 얼마나 들었는지 모른다. 너무나도 건강하게 뛰고 있는 그 소리. 내가 그토록 듣고 싶었던 그 소리는 지금도 어떤 음악보다 더 좋은 소리다. 아홉 살이 된 딸의 심장소리를 지금도 귀를 대고 듣는다. '감사합니다.' 단지 심장이 뛰고 있다는 것만으로도 내겐 평안을 주는 것이다. 남편에게 아직도 말하지 못한 이야기가 있다. 딸을 낳고 한 달쯤 후, 돌아가신 친정아버지가 꿈에 나오셨다.

"경혜야, 미안하다. 이제 아이를 데려가야겠다."

"아빠, 조금만 조금만 더 있다가 데려가면 안 될까? 조금만 더 제발."

꿈에서조차 '아빠, 안 돼'라는 말이 나오질 않았다. 꿈에서 깨고 나서 얼마나 울었는지 모른다. 꿈에서조차 아이를 지키지 못하는 재수 없는 엄마. 나에겐 아이가 여기까지인가라는 체념이 나를 붙잡았다. 언젠가 내 옆을 떠날 것 같은 내 아이. 그래서 오늘만 사는 것같이 하루하루 육아에 충실했다. 아이가 먹고 자고 건강한 것만 생각했고, 매일 끼고 안고 집착하며 살았다. 모유도 안 나오는 쓸모없는 몸뚱이라서 분유라도 열심히 먹이는데 입도 짧고 뱃구레도 작던 아이라 먹는 양이 너무 적었다. 하루에 먹는 양이 고작 600cc를 넘지 못했다. 매일 먹는 양을 적고 있는 나를 보며 친정엄마는 "그리 정성껏 써서 너 이렇게 키웠다 하고 딸에게 주게"라고 했다. 그 정도로 뭐든지 먹기를 바라며 건강히 키우기 위해 애썼던 시간이었다. 그러다 보니 항상 먹는 것에 민감할 수밖에 없었다.

06 먹거리 컨설턴트가 되다

나는 건강염려증 환자였다. 내가 가진 질환과 독성이 아이에게도 이어질까봐 두려웠고 그 두려움이 나의 의식과 무의식을 모두 사로잡아 정말 그렇게 될 것만 같았다. 아이를 키우는 시간은 무엇과도 바꿀 수 없는 소중한 시간이지만, 아이만 바라보는 집착이 아이의 모든 것을 통제하려 할 것이고, 내 뜻대로 키우려 들면서 나 때문에 아이의 인생이 망가질까봐 두려웠다. 건강에 대한 두려움과 아이에 대한 집착을 놓고 싶었다. 건강에 관련된 책과 나다움을 찾아가는 책을 보며 두려움의 근원을 찾아가려 애썼다.

『아들 셋 엄마의 돈 되는 독서』의 저자이신 김유라 작가와 셀럽들이 참여하는 엄마 혁명 프로젝트를 통해 가정먹거리연구소를 퍼스널 브랜딩했다. 아이의 재능을 찾기 위해 이것저것 해보듯이 내가 모르는 내 안의 나다움을 찾을 수 있을 것이라는 기대를 가지고 참여했다. 퍼스널 브랜딩은 새로운 것을 창조하는 것이 아니라 내 안의 강점을 찾아가는 것으로 내 과거의 시간 속에 답이 있었다. 내 30대 과거 속 관심사는 재활용, 환경보호, 먹거리, 바디 버든, 건강이었다. 오랜 시간 학원 강사 일을 하면서 내가 슬금슬금 해왔던 것들이 나의 관심 분야였고 내가 남들보다 잘하는 것이 되었다. 내가 제일 싫어하는 것이 주방에서 음식을 하는 일이었는데 그것이 내 관심 분야라니! 유기농 식재료와 조미료를 챙겼지만 매번 같은 음식이었고 냉장고만 채워놓을 뿐 주방 공간은 남편의 것이었다. 그렇게 계속 주방으로부터 도망 다녔는데 유산의 아픔과 먹거리와 조리도구, 바디 버든이 자석처럼 붙어서 연결되자, '나는 이 일을 해야 하는 숙명이다'로 결론이 내려졌다. 더 이상 도망갈 곳이 없었다.

결국 실질적으로 음식의 영양과 조리법 실전을 전문적으로 배우기 시작했다. 식품의 이해와 영양과 재료가 가진 특징과 역할은 시중에 나와 있는 책 100권만 읽어도 누구나 알 수 있다. 하지만 직접 음식을 해보고 가족들에게 먹여보면서 올바른 집밥으로 습관 들이고 생활화하는 건 그리 쉬운 일이 아니었다. 내 몸의 반응을 읽어가는 경험이 있어야 자신 있게 권할 수 있고 알려줄 수 있을 것 같았다. 나의 부족한 부분은 건강한 음식으로 집밥을 생활화하고 습관화해서 변화를 알아가는 것이었다. 그래서 먹거리 컨설턴트를 공부하게 되었다.

먹거리 컨설턴트란 건강검진을 바탕으로 개인 맞춤식 식이요법 프로그램을 진행하여 질환을 가진 분들의 식이를 컨설팅하여 회복을 도와드리는 직업이다. 먹거리 컨설턴트라는 직업은 우리나라에서 만들어낸 직업이 아니다. 독일에서 1989년에 시작되었다. 독일은 약으로 유명한 나라다. 생활도 윤택해져서 음식도 풍족해지고 과학의 발전으로 의학기술도 발달한 현대에 질환자, 암 환자가 늘고 있었다. 왜 그럴까를 연구하다 식습관이 문제라는 것을 알게 되었다. 모든 병은 통곡물보다 고운 밀가루, 기름진 음식과 육류를 많이 먹으면서 생긴 질환이었다.

독일에선 올바른 식사를 컨설팅하는 것이 중요하다고 생각했고, 건강검진과 자각증상 체크를 통해 개인의 건강 상태를 분석하고 식사법을 가이드해주는 직업이 생겨났다. 유기농 장보는 법, 생체이용률을 높일 수 있는 조리법을 알려주어 자가 치유기능을 회복시켜 병원 치료의 효과를 높이기 위한 개인 맞춤 식이요법이 중요해지면서 이를 컨설팅해주는 직업인 먹거리 컨설턴트가 만들어지고 국가자격증까지 생겼다. 그리하여 호주, 뉴질랜드, 일본, 미국을 이어 한국에는 2010년에 민간자격증 분야 기능의학으로 먹거리 컨설턴트라는 직업이 생겨났고 현재 여러 방면에서 활동하고 있다.

"미래의 의사는 환자에게 약을 주기보다 환자가 자신의 체질과 음식,
질병의 원인과 예방에 관심을 갖도록 할 것이다."

_ 토머스 A. 에디슨

미래에는 의사보다 나와 같은 먹거리 컨설턴트 직업이 많아지기를 소원한다. 질환자를 위한 컨설팅보다 질환이 오기 전에 원인과 예방을 하는 식습관 컨설팅이 더 중요하다고 생각하며, 모두의 건강한 가정을 위해 나는 오늘도 올바른 집밥 실천을 알리고 있다.

07　이웃집 아픈 엄마, 아픈 아이

　인생을 살다 보면 누구나 주변에서 하루하루를 힘겹게 병마와 싸우며 살아가는 사람들을 본 적이 있을 것이다. 건강할 때는 그 소중함을 몰랐다가 아프고 나서야 스스로 숨을 쉬고 눈으로 보고 귀로 들으며 걸어다닐 수 있다는 자체에 감사함을 느끼게 된다.
　예전의 나는 나와 가족 말고는 세상사와 다른 사람에게 관심이 없었다. 이웃집 사람들이 뭘 먹고 사는지, 어떤 아파트에 사는지, 어떤 차를 끌고 다니는지, 아이가 어느 학원을 다니는지 관심도 없었고 알고 싶지도 않았다. 내 시야에는 오로지 나와 가족뿐이었다. 그런데 먹거리 컨설턴트 직업을 가지고 난 후 여러 사람들을 만나면서 한 집에 한 명은 꼭 아픈 사람이 있다는 것을 알게 되었다. 병원의 약이 아니면 안 되는 사람들이 이렇게나 많았다니, 너무 놀라웠다. 난 다 우리 집같이 건강하게 지내다 감기 바이러스가 도는 계절이면 한번 걸려주고, 스트레스 받으면 입병 정도 나고, 가끔은 상한 음식 먹어서 장염에 걸리고, 과로로 몸살 정도 날 것이고, 그때서야 병원을 찾고 약을 먹게 되는 줄 알았다. 과학도 발전하고 의학도 좋아지고, 간도 이식하고 복제도 하는 시대에 살고 있는데, 왜 이렇게 질환으로 고통받는 사람들이 많은지 놀라웠다.

무엇보다 아이들이 아프고 있다. 아토피로 밤새 잠 못 자는 아이들, 비염으로 계절마다 항생제를 밥 먹듯 먹는 아이들, 이유를 모르는 고열로 힘든 아이들, 갑상선 호르몬에 이상이 온 아이들, 성인이 아닌데 성인병에 걸린 아이들, 빨라지는 초경과 성조숙증, 소아비만으로 당과 탄수화물 중독이 된 아이들.

소아비만, 비대한 몸 빈약한 뇌

아이들의 소아비만이 문제가 되고 있다. 조엘 펄먼의 『아이를 변화시키는 두뇌음식』에서는 "과체중 부모는 비만 유전자만 물려주는 것이 아니라 식습관까지 물려준다"고 했다. 예전만 하더라도 아이가 뚱뚱하면 할머니들은 '다 키로 가니깐 먹어도 괜찮다'라고 했다. 이제는 아니라는 것을 누구나 다 알고 있다. 소아비만의 경우 성인으로 이어지므로 성인 비만보다 더 치료가 필요하다. 소아비만 아이는 친구들의 따돌림으로 육체적 감정적 고통을 겪고, 미래에는 신장병, 당뇨병, 암

같은 성인병으로 고생하게 된다. 비만은 당과 탄수화물 중독으로 두뇌 건강에도 영향을 미친다.

아토피로 잠 못 자는 아이

아토피 피부염을 앓고 있는 자녀가 있는 가정은 밤새 긁어대느라 아이도 엄마도 잠 못 자는 일상이 반복된다. 편하게 잠을 자본 지가 언제인지 알 수도 없는 무너지는 일상에 엄마도 아이도 지쳐간다. 그렇게 아토피 피부염은 죽을 만큼 심각한 병은 아니지만 피 말리는 질환이다. 잠을 잘 못 자니 성장에도 영향을 주며 뭔가 알 만한 초등학생이 되면 대인기피증까지 생기게 된다.

빨라지는 초경

내가 어릴 적에도 초경이 빨라지고 음모가 나오기 시작하면 더 이상 키가 크지 않는다는 말이 있었다. 성호르몬이 분비되기 시작하니 성장호르몬 분비가 줄어든다는 이유였다. 1990년도 내가 중학교를 다니던 시절에 친구들은 대부분 중학교 1, 2학년 때 초경이 시작됐고, 늦은 친구들은 고등학생이 된 이후에 하기도 했다. 2021년 현재에는 초등학생도 안 된 어린 나이에 유방이 생기고 음모가 나기 시작하기도 한다. 성호르몬 분비가 빨라져 유방과 음모가 일찍 나오는 사춘기 현상을 성조숙증이라고 한다. 특히 성조숙증은 비만인 아이에게서 많이 나타나고 있다. 원인과 질환을 찾을 수 없이 성조숙증이 나타나면 아이의 키가 또래만큼 자라지 않고 작을까봐 걱정하며 성장 호르몬을 투여하여 키를 키우는 데 모든 관심을 기울인다. 하지만 이는 인위적인 성장 호르몬 투여로 어떤 부작용이 나올지 알지 못한 채, 지금 당장 눈 앞에 나타나는 현상만 보며 하는 일시적 처방일 뿐이다.

엄마들도 아프고 있다. 육아 스트레스로 많이 먹는 것 같지 않은데 비만이 되어가고, 자궁염증과 잦은 방광염을 호소하며, 젊은 나이에 유방암, 만성피로로 침대에서 나올 수가 없다. 현대병인 알레르기로 피부질환과 호흡기 질환도 나타나고 있다.

늘어나는 유방암

만나는 의뢰인들 중 30대 유방암 환자들이 많아졌다. 아이를 키우며 엄마로서 가장 행복해야 할 30대에 유방암을 앓고 힘든 투병 생활을 하는 것을 보면서 남의 일 같지 않았다. 암이라는 것이 이제 나이를 생각하지 않고 온다. 예의라는 것이 너무 없다. 아이들 시집장가 보내고 손주도 보고 말년에 크루즈 여행도 가는 등 미래에 하고 싶은 꿈이 많은데, 엄마가 아프니 아이의 해맑은 웃음도 함께할 수 없는 것을 보았다. 항암치료에 머리카락이 다 빠지고, 여자의 자존심인 유방을 절개하면서 마음도 무너져간다. 그래서 유방암에 걸린 자신을 자책하는 등 가족들에게 미안함만 커져가는 것을 보았다. 2020년 국내 여성의 유방암 발병률은 계속 증가하고 있다. 과거 10년 전보다 3배 가까이 늘어났고 특히 젊은 유방암 환자가 급격히 많아지고 있다.

  그러고 보니 가장 가까운 친정엄마도 20년째 고혈압 환자이고 남동생은 비만이다. 나 또한 나이가 들면 하나씩 고장이 나는 건 당연한 노화 현상 중 하나라고 생각하며 살았다. 그럼 90세까지 질병 없이 건강한 사람은 천운인 것인가? 원래 건강한 체질을 타고난 것일까? 그럴 수도 있지만, 모든 결과에는 원인이 있었다.

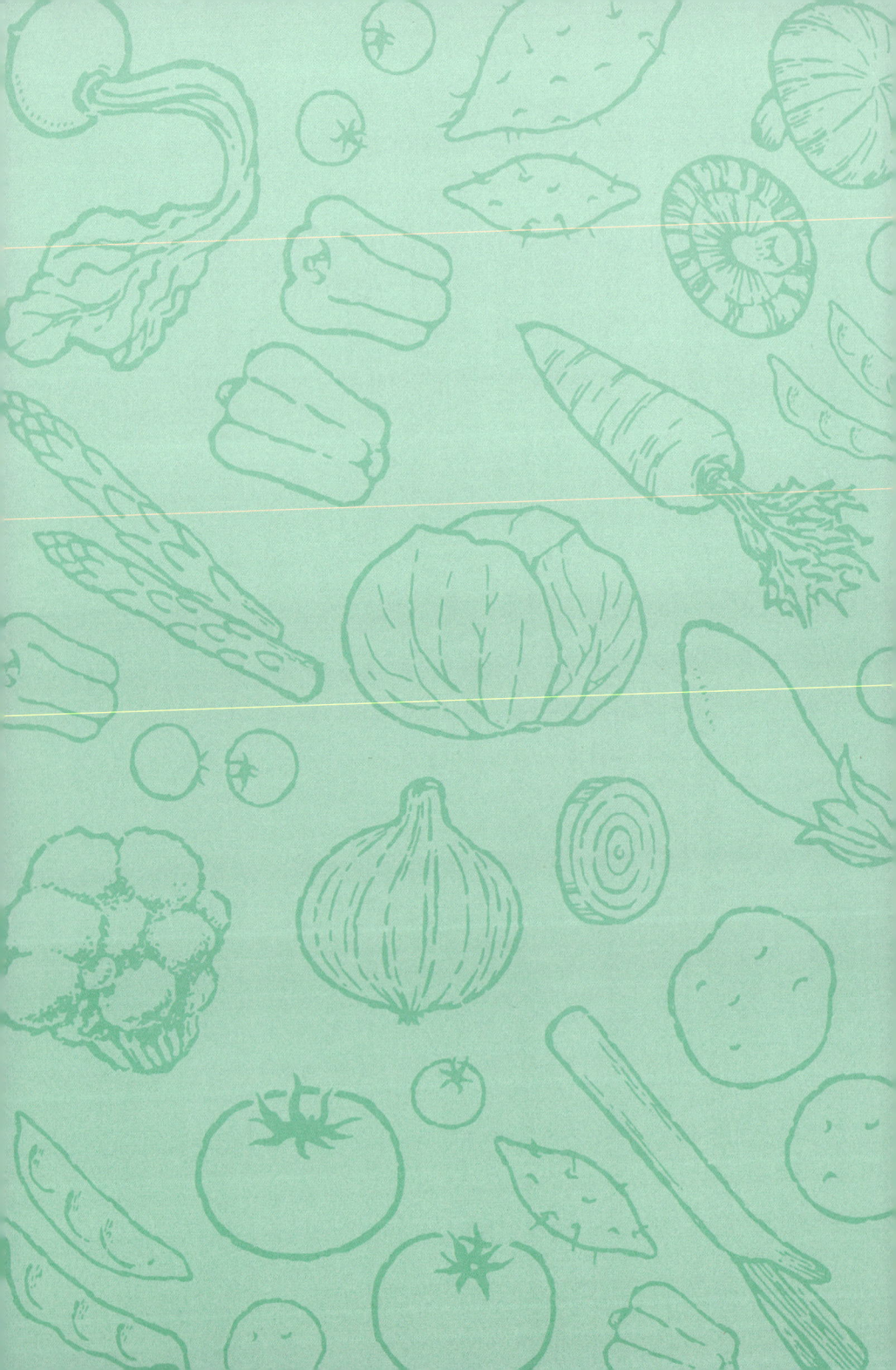

PART 2.

면역력 떨어뜨리는 것의 정체

01 면역력 떨어뜨리는 것의 정체

코로나 바이러스로 면역력이라는 단어가 매체에 많이 등장하면서 이제는 누구에게나 익숙한 표현이 되었다. '바이러스로부터 나를 지키는 길은 면역력을 높이는 것뿐이다'라는 것을 이젠 다들 공감할 것이다. 지금은 거의 전 국민이 인터넷과 매스컴을 통해서 면역력을 높이는 방법, 면역력에 좋은 음식에 대한 정보를 얻고 또한 적극적으로 정보를 찾아 헤맨다. 홈쇼핑과 TV광고에서는 면역력을 운운하며 종합비타민, 종합영양제, 홍삼 등 건강보조식품을 판매하며 그야말로 호황 시대를 맞고 있다.

좋은 먹거리와 영양제를 섭취하면 당연히 면역력을 높일 수 있다. 그런데 그 이전에 면역력을 떨어뜨리는 것의 정체를 알고 제거하는 일이 선행되어야 한다. 면역력을 떨어뜨리는 행동을 아무렇지 않게 하고, 생활 패턴과 식습관은 변화하지 않으면서, 면역력에 좋다는 음식과 영양제만 먹는다고 해서 면역력은 좋아지지 않는다. 건물을 허물고 메우고 허물고 메우고를 반복하며 헛돈을 쓰고 있는 격이다. 물론 건강보조식품은 먹는 것이 안 먹는 것보다는 나을 것이다. 하지만 내가 쓰는 노력과 돈만큼의 값어치를 못하고 있다는 생각을 해야 한다.

면역력 떨어뜨리는 것의 정체는 독소다

독소가 배출되지 않고 쌓이면 통로가 막히게 되고 제 기능을 하지 못해 결국엔 면역을 떨어뜨린다. 우리 몸의 면역력은 바이러스와 세균 등 외부 침입으로부터 우리 몸을 방어하고 손상된 곳을 복구하는 역할을 한다. 그런데 면역력이 약해지면 항상성, 즉 몸 안의 균형이 깨져서 바이러스와 감염의 방어막이 무너지고 대응력이 약해지면서 회복 속도도 더디게 된다. 우리 몸을 해치는 독소에는 밖에서 몸 안으로 들어오는 것, 즉 물, 공기, 음식, 생활공간에서 오는 바깥 독소와 신체 대사 활동 중에 자연스럽게 나오는 활성산소, 장내 불균형에서 오는 장내 세균 등 몸 안에서 생성되는 독소가 있다.

02 숨만 쉬어도 생기는 활성산소

'만성 질환과 노화의 주범은 활성산소 때문이다'라고 할 정도로 활성산소는 위험한 것으로 여겨진다. 그래서 이를 유해산소라고 한다. 하지만 활성산소가 무조건 해로운 것은 아니다. 활성산소는 우리가 숨을 쉴 때, 밥을 먹을 때도 만들어지는데, 이때 호흡을 통해 몸속으로 들어온 산소는 우리 몸 구석구석을 흘러 다니면서 탄수화물과 지방을 태우고 분해하여 에너지를 만드는 중요한 역할을 한다. 이렇듯 활성산소는 우리 몸을 지켜주는 역할도 하지만, 다만 그 양이 많아지면 문제가 생긴다. 이때는 지방과 단백질을 파괴하고 세포를 공격하고 손상시키는 산화력이 강한 산소로 바뀌어 질병과 암을 유발하는 발암물질을 만들어내는 것이다.

활성산소는 하루에 무려 1백억 개씩 생성되고 우리 몸속 100조 개의 세포를 공격한다. 자동차 배기가스, 바이러스, 박테리아균, 오염된 음식물, 약 부작용, 자외선, X-선 촬영, 유전자 변형된 과일, 황사, 과도한 음주와 흡연, 반복되는 스트레스와 부정적 감정과 생각이 몸 안에 활성산소 독소를 증가시킨다. 수면부족, 인스턴트식품 섭취 또한 우리 몸속 활성산소를 점점 늘려가게 한다. 과도하게 생성된 활성산소는 우리 몸 곳곳을 공격하면서 세포의 DNA와 조직을 손상시켜 편두통, 우울증, 천식, 지방간, 대사증후군, 다낭성 난소증, 요실금, 관절염, 정맥류, 통풍, 피부노화, 심혈관 질환, 뇌졸중, 당뇨, 위염 및 각종 위장질환, 동맥경화, 신경계질환인 치매, 파킨슨씨병, 아토피성 피부염, 암을 만들어낸다.

연예인들이 다이어트나 몸만들기를 위해 고강도 운동을 하다가 얼굴의 노화가 온 것을 본 적이 있을 것이다. 고강도 운동을 하면 혈액 내 축적되는 피로 물질인 젖산의 분해 능력이 떨어져 활성산소가 증가하게 되어 노화를 부른다. 근육을 과도하게 사용하는 고강도 운동보다는 몸에 맞는 운동을 하루 1시간 정도 꾸준히 해주는 것이 좋다.

젊은 나이에는 항산화 방어체계가 잘 작동하기 때문에 우리 몸이 활성산소를 스스로 제거할 수 있는 항산화 효소가 그 역할을 잘한다. 그러나 보통 30대에 들어서면서 항산화 효소는 줄어들기 시작해서, 40대에는 항산화 효소가 50% 줄어들고, 60대가 되면 90% 줄어들며, 80대가 되면 항산화 효소가 거의 없어지게 된다.

활성산소를 제거하기 위한 최고의 치료제는 항산화 물질이 많이 든 식품을 꾸준히 섭취하는 것이다. 보라색 열매 껍질에 많은 안토시아닌은 활성산소를 제거하고 백혈구를 만들어내는 최고의 영양소다. 안토시아닌은 포도, 딸기, 블루베리, 아사이베리, 아로니아베리, 마키베리, 커피베리 등 베리류에 많이 함유되어 있으며 껍질째 갈아 먹는 방법이 흡수율이 높다. 또한 비타민 C나 비타민 E 등 항산화 성분이 많이 함유되어 있는 음식을 챙겨 먹는 것도 좋은 방법이다. 비타민 C는 피망, 케일, 딸기, 귤 등에 많이 들어 있고, 비타민 E는 세포막을 보호하는 성분으로 호두, 아몬드, 치아씨드 등의 식물성 기름에 함유되어 있다. 활성산소 수치가 높다는 것은 몸속 어딘가에 염증 물질이 존재한다는 것임을 알아야 한다. 이런 염증은 혈관을 떠돌아다니면서 약해진 부위에 또 다른 질병으로 나타난다.

"인류가 앓는 모든 질병 중 90% 이상은 유해산소
즉 활성산소로 인해 생긴다."
_ 미국 존스홉킨스 의과대학 연구팀 연구 결과

03　서구화된 식생활과 불규칙한 식습관

　5G 세상에 살고 있는 현대인들이 바쁜 생활 속에서 건강까지 챙기기란 그리 쉽지 않다. 가공식품이나 패스트푸드로 간편하게 끼니를 때우기 일쑤다. 그러다 보니 나날이 불어가는 뱃살을 보며 운동을 해보려 하지만 시간을 내서 운동하기도 쉽지 않다. 결국 불규칙한 생활습관이 계속되면서 여러 가지 질환에 걸리게 되는데, 우리 사회에도 식생활이 서구화되면서 당뇨, 고혈압, 고지혈증 환자 등이 크게 증가하고 있다. 이러한 질병은 생활습관으로부터 비롯된 질병이라는 의미에서 생활습관병으로 불린다. 또한 서구화된 식습관으로 최근 국내에도 염증성 장질환자 수 역시 늘어나는 추세다. 염증성 장질환은 변비와 설사, 크론병과 궤양성 대장염이 대표적이다.

돼지고기나 소고기와 같은 붉은색 육류와 햄, 소시지 같은 가공육, 정제 설탕, 밀가루의 과다 섭취, 식이섬유가 부족한 탄수화물 섭취 등 서구화된 식습관이 질환을 만드는 중요한 원인이 되고 있다. 담석증의 가장 큰 원인 또한 서구화된 식습관을 꼽을 수 있다. 고령층에서 나타나던 콜레스테롤의 포화 지수가 올라가면서 생기는 담석도 이제는 나이를 가리지 않고 오고 있다. 햄버거, 감자튀김, 핫도그, 빵, 햄, 매일 먹는 고기 등 서구화된 식습관이 고착화되면서 고열량, 고지방 음식들의 섭취가 증가하고 있고, 특히 한국인의 경우 쌀과 면, 떡 등의 탄수화물을 주식으로 하는 것이 문제다. 모든 질환은 항상성인 신체의 균형이 정상화되지 않고 영양 불균형의 가짜 음식으로 면역력이 떨어져서 오는 것들이다. 이들 질환은 나에게 가장 약한 신체 부분에서 가장 먼저 표출되어 나온다.

불 꺼지지 않는 한국

현대인들이 즐겨 먹는 음식이자 나의 소확행인 '치맥'은 시원한 맥주와 기름진 치킨의 환상적인 조합이다. 지금은 배달과 24시 편의점, 야식 문화로 배고플 틈이 없다. 유튜브에선 먹방이 대세이고, 스트레스를 음식으로 풀면서 야식을 먹는 비율이 늘어나고 있다. 하지만 야식은 스트레스 못지않게 면역력에 나쁜 영향을 미친다. 야식은 인슐린 호르몬을 피로하게 만들고, 자는 동안 숙면을 방해해서 스트레스 호르몬을 증가시켜 면역력을 떨어뜨린다. 먹거리가 풍부해지고 서구화되면서 육식 식탁으로의 변화와 당이 많이 든 과당 음료의 섭취가 늘어나 비만, 과체중이 문제가 되고 있다. 과체중은 심장, 뇌, 기타 장기뿐 아니라 면역계에도 해롭다. 과체중은 호르몬 불균형과 염증을 초래하고, 염증은 면역계가 감염과 싸우는 능력을 손상시킨다.

04 식품첨가물 가득한 가공식품

현대사회는 가공식품의 천국이라 할 정도로 많은 식품이 가공되어 판매되고 있다. 그런데 건강에 나쁘다고 알려진 가공식품이지만 모든 가공식품이 나쁠까? 가공식품의 장점은 보존과 조리가 간편하다는 것이다. 가공식품이라고 하면 농산물, 축산물, 수산물 따위를 인공적으로 처리하여 만든 식품을 말한다. 본래 소시지는 고기를 으깨어 양념을 해서 돼지 창자나 인공 케이싱에 채워 만든 가공식품이고, 햄은 돼지의 넓적다리 살을 소금에 절여 훈제한 가공식품이다. 지금의 식품첨가물 덩어리인 햄과 소시지와 다르다. 치즈도 좋은 파마산 치즈는 좋은 가공식품이다. 하지만 마트에서 팔고 있는 유화제 치즈는 가장 저가의 가공식품이다. 가공식품이 건강에 그다지 도움 되지 않는다는 것을 알지만, 손쉽게 끼니를 채울 수 있다는 장점으로 많은 사람들이 이용하고 있다. 여기서 우리가 놓치고 있는 것은 가공식품에 든 식품첨가물이다.

식품첨가물이란 무엇인가?

식품첨가물은 식품의 제조, 가공, 보존 과정에서 식품에 넣거나 섞는 물질이다. 식품첨가물을 쓰는 가장 큰 이유는 식품을 대량 생산하여 공급할 때 변화하거나 상하는 것을 막아 보존성을 높여 유통하기 위함이다. 대표적인 것은 보존료와 산화방지제이며 이는 가공 공정상 꼭 필요한 것이다. 보존료는 식품을 보관하는 동안 미생물 성장을 억제해 식품의 부패를 막아주는 방부제이고, 산화방지제는 기름 성분을 함유한 식품의 산화를 방지하거나 속도를 늦춰 품질 저하를 막고 저장 기간을 연장시키는 것이다.

식품첨가물은 식품의 외관, 향미, 조직 또는 저장성을 향상하기 위한 목적으로 식품에 미량으로 첨가하는 비영양성 물질이다. 하지만 적정량을 초과 사용할 시에는 암, 발육장애, 면역력 저하, 알레르기, 난폭증, 구토, 위장장애 등 신체적, 정신적 장애가 나타날 수 있다. 주로 사용되는 식품첨가물 종류에는 소르빈산칼륨, 액상과당, 프로필렌글리콜, 유화제, 아스파탐, 아황산나트륨, 인산염, 타르계 색소, 아질산나트륨, 안식향산나트륨, L-글루타민산나트륨 등이 있다. 특히 타르 색소와 안식향산나트륨은 발암물질을 일으키는 첨가물이다. 아질산나트륨은 미국암연구소에서 2급 발암물질로 규정했으며, 아황산나트륨은 천식환자에게 기관지 경련을 일으킬 수 있다.

보통 판매되는 한 가지 식품에는 적게는 2~3가지, 많게는 40~50여 가지의 식품첨가물이 들어 있다. 우리가 하루 동안 섭취하는 식품 첨가물 종류를 따져보면 굉장히 많은 숫자가 된다. 1년 권장 섭취량은 약 4kg인 반면 1년 실제 섭취량은 24.6kg이라고 한다. 기준치의 무려 6배 이상이 되는 과다 섭취로 인해 질환이 나타나고 있는 것이다. 식품첨가물이 든 가공식품은 열량만 높을 뿐 실제 우리 몸에 필요한 영양은 없으며 비만을 일으킨다. 일명 배부른 영양실조 상태를 만드는 것이다. 인공적으로 만들어낸 화학합성물질이라 소화나 분해가 잘 되지 않는다. 가공식품에 든 식품첨가물이 인체에 쌓이게 되면 신경쇠약, 두통, 호흡곤란, 비만, 당뇨, 소화불량, 알레르기를 유발하는 등 건강에 나쁜 영향을 미칠 수 있다.

식품첨가물이 무서운 건 칵테일 효과 때문이다. 두 가지 이상의 화학물질이 섞여 위장에서 만나면 치명적인 독성 물질로 변할 수 있다. 하나의 첨가물 그 자체로는 독성이 미미하거나 낮은 편이지만 두 가지 이상의 물질이 만났을 때 화학반응을 일으켜 독성이 커지는 경우가 있다. 햄 어묵 볶음, 화학 비타민 C가 들어간 드링크와 음료, 사탕, 아이스크림 등이 그러하다.

라면은 48가지 첨가물을 함유하고 있는데, 대표적으로 기름의 산화를 막는 산화방지제와 먹음직스러운 색을 내는 착색제가 들어 있다. 면을 끓는 물에 데치면 그나마 제거된다. 어묵에 많은 소르빈산칼륨과 아질산나트륨을 없애려면, 조리 전 재료에 칼집을 내어 뜨거운 물에 살짝 데쳐준다. 유통기간이 긴 식빵은 산화방부제나 젖산칼슘이 들어 있어 프라이팬에 살짝 구워주어야 한다. 김밥 재료에 많이 쓰이는 단무지에 든 사카린나트륨이나 맛살에 들어 있는 착색제, 산도조절제는 찬물에 5분간 담가주면 대부분 제거된다. 참치나 햄 통조림에 들어 있는 아질산나트륨과 산화방지제는 수용성이라 물에 헹구기만 해도 거의 씻겨나간다.

음료수에는 19가지 이상의 첨가물이 들어 있다. 특히 음료수에 든 안식향산나트륨은 다른 식품과 혼용하면 칵테일 효과로 유해성이 증가하므로 되도록 먹지 않는다. 햄과 소시지는 끓는 물에 살짝 데치면 첨가물이 녹아 나온다. 아이스크림에는 부드러운 촉감과 쫄깃한 식감을 주는 카라기난이라는 식품첨가물이 들어간다. 카라기난은 일본에서 위험 4등급 물질로 분류된 만큼 꼭 성분표를 확인하고 먹지 않는다. 과자는 라면 다음으로 첨가물이 많이 들어간 식품이니 되도록 먹지 않는다. 그리고 누구나 좋아하는 스팸에는 정제수, 정제소금, 비타민 C, 아질산나트륨(발색제), 카라기난, 산도조절제가 포함되어 있으니 주의하자.

바쁜 현대 생활에서는 조리하기 편한 가공식품을 먹는 수요가 점점 늘어나고 있다. 이제는 식품첨가물이 들어가지 않은 식품을 찾는 게 더 어려운 시대가 되었다. 물론 식품첨가물을 먹지 않는 것이 최고의 선택이다. 식품첨가물이 든 식품을 안 먹으면 좋겠지만 먹게 된다면 소비자인 우리가 스스로 식품첨가물 위험성을 인지하고 조리 과정에서 최대한 희석시켜야 한다. 일부 식품에 사용이 허가된 식품첨가물이라 하더라도 허가되지 않은 식품에 잘못 사용하거나 과다 섭취하면 건강에 해가 될 수 있기에 안심은 금물이다. 따라서 식품을 구매할 때는 어떤 식품첨가물이 들어 있는지 꼼꼼히 확인해 하루 동안 많은 양의 식품첨가물을 섭취하지 않도록 주의해야 한다.

방앗간 가듯 매일 들르는 편의점은 먹지 말아야 할 가공식품이 가득한 식품첨가물 천국이라고 말하고 싶다. 아이를 키우는 집이라면 안병수의 『과자, 내 아이를 해치는 달콤한 유혹』과 배지영의 『나 없이 마트 가지 마라』를 추천한다. 유해성 논란이 많은 첨가물이니만큼 되도록 아이들에게만큼은 주지 않기를 바란다. 면역력을 높이는 일에 앞서 면역력을 떨어뜨리는 주요 식품인 가공식품부터 멀리해보자.

| **05** | 조리도구의 중금속 |

중금속은 수은을 비롯한 납, 망각, 구리, 크롬 등과 같이 비중 4.0 이상의 무거운 금속을 의미한다. 체내에 많은 양의 중금속이 흡수, 축적되면 중추신경계 이상이나 장기에 부담을 주는 등 치명적인 손상이 온다. 아연, 철, 구리와 같이 생리기능을 유지하는 데 꼭 필요한 중금속도 있지만, 납, 수은, 카드뮴처럼 몸에 해로운 유해 중금속이 있다. 대체로 중금속은 인체에 들어오면 소변이나 담즙을 통해 대변으로 배출되지만 유해 중금속은 체내에 한번 들어오면 분해되지 않고 축적되어 인체에 악영향을 준다.

미세먼지에 의한 중금속은 3중 필터링 마스크와 공기청정기로 예방할 수 있고, 식재료에 함유된 중금속 예방을 위해서는 중금속이 미

검출된 생선이나 유기농 식재료를 선택하면 된다. 우리가 매일 사용하는 수돗물에서도 각종 유기화합물과 수도관에서 나오는 녹 찌꺼기와 같은 유해물질, 노로 바이러스와 대장균 같은 세균, 유해 중금속 등이 발견되고 있다. 그래서 필터링이 잘되는 정수기를 사용한다든지 생수를 사 먹어야 한다. 그런데 매일 음식을 조리할 때 사용하는 냄비와 프라이팬에도 중금속이 많다는 것을 알고 있는가? 음식을 조리할 때 뜨거운 열에 용출되어 나오는 냄비 안 중금속을 우리는 아무렇지 않게 먹고 있다.

아직도 환경오염물질인 테프론 재질의 들러붙지 않는 코팅 프라이팬이나 주물 프라이팬 등으로 요리하고 계신가? 무슨 소리인가? 코팅 프라이팬은 계란 프라이하고, 생선 굽고, 고기 구울 때 들러붙지 않고 세척도 간편하기에 주방에 없어서는 안 되는, 어느 집에나 다 있는 국민 프라이팬이 아닌가? 조리과정에서 수많은 유해물질이 발생하지만 가장 위험한 것은 프라이팬에 열을 가하고 표면을 강하게 긁을 경우 나오는 과불화화학물의 일종인 PFOA(prefluorooctanic acid)다. 인간이 개발한 최악의 소재가 타르, 벤젠, 그리고 PFOA 등이다. 그 외에도 아직까지 인체에 나타나는 질환들과 같은 부작용을 밝혀내지 못한 수천 종의 화학물이 있다.

PFOA란?

PFOA는 프라이팬의 테프론 코팅재료, 화장품, 샴푸의 첨가제, 종이

컵 등 1회용 음식용기 코팅재료, 전자제품(에어프라이어, 코팅 전자밥솥, 전기오븐), 소파, 카펫, 건축재의 표면 마감재 등에 다양하게 쓰이며, 반도체 세척작업에도 다량 사용되고 있다. 지난 2005년 미국 환경청이 불소수지 팬 제작 시 보조제로 쓰이는 물질인 과불화옥탄산(PFOA)의 발암 가능성이 크다고 발표한 이후부터 꾸준히 문제제기가 되고 있다.

건강 전문가들은 음식을 통해 인체에 한번 흡수되면 과불화화합물이 분해가 잘 안 되기 때문에 체내에 오래 남아 생식기능 저하와 암을 유발하는 것은 물론 호르몬을 교란시켜 다양한 문제를 일으킬 수 있다는 심각한 문제성을 지적했다. 실제로 동물실험에서는 체중 감소, 콜레스테롤 수치 감소, 혈액응고 시간 증가, 갑상선 호르몬 변화 등의 사례가 보고된 바 있다고 한다. 인체에 다량 축적될 경우 여러 원인 모를 증상들과 각종 암, 태아 기형, 더 나아가 뇌세포와 신경 기능에도 영향을 미친다는 연구 결과가 학자들에 의해 보고되고 있다.

판매하는 업체에서는 인체에 해롭지 않다고 하지만 해롭지 않다는 기준은 아주 미량이다. 매일 주방에서 쓴다면 이 또한 인체에 쌓이게 된다. 우리나라에도 대표적으로 옥시 가습기살균제 사건이 있었다. 선진국에서는 이미 이 성분을 유해성분으로 명시했지만 결국 우리나라는 이 성분을 사용하여 살균제로 상업화를 했으며, 불행히도 피해자는 우리 아이들이었다. 편리하게 쉽게 사용하도록 개발한 제품들에 이 성분이 많다. 기업들은 절대 우리 건강을 생각하지 않고 돈을 벌려는 욕심에서 제품을 만든다는 점을 알아야 할 것이다.

듀폰의 독성 폐기물질 유출 사건을 다룬 영화 〈다크 워터스〉는 아직도 끝나지 않았고 현재까지 진행 중인 실화 사건을 소재로 제작된 영화다. '인류의 99%가 중독되었다'는 문구와 '우리 스스로 지켜야 해'라는 마지막 대사가 잊히지 않는다. 주방에서 매일 사용하는 밥솥 안에 있는 코팅된 내솥, 코팅된 에어프라이어, 코팅 냄비, 코팅 프라이팬 등 편리성에 눈멀어 쓰는 많은 조리도구들이 기형아 출산, 난임, 암 발병을 유발해 건강한 몸과 멀어지게 할 수 있다.

옛날엔 알루미늄 냄비와 양은냄비에 음식을 해먹고 살았어도 아무 이상 없었다고, 유난 떨지 말라고 하는 사람들도 있다. 하지만 현재 치매 환자, 암 환자가 늘어나는 건 누구도 왜 그런지 입증하지 못하고 있다. 우리는 의심할 수 있다. 과잉행동장애나 원인 모를 질환이 어디서 오는 것인지. 지금도 아이들의 모발 검사에서 중금속이 검출되고 있다. 중금속 중독은 장기간 노출 시 피부질환뿐 아니라 심리적 불안감, 집중력 부족, 발달장애, 학습저하까지 다방면으로 악영향을 미친다. 중금속이 든 해산물과 식수 등 식재료 섭취는 신경을 쓰면서 왜 조리도구에는 둔감한가. 그동안 알지 못했던 조리도구의 유해성을 알고 주방을 점검해보아야 한다.

나 또한 조리도구에 대해 무지했다. 결혼할 때 내 돈 주고 처음 선택하게 되는 것이 조리도구다. 대부분 중금속과 유해물질이 안 나오는 재질의 냄비를 선택하는 것이 아니라 백화점에서 인기 브랜드나 색감과 디자인이 예쁜 냄비세트를 보고 선택하게 된다. 그래도 편리함과 저렴한 가격을 포기 못하고 좀 더 안전한 코팅 조리도구를 찾아보려고 했지만, 다른 판매처에선 이름만 바꿨을 뿐 여전히 불소수지 코팅제를 사용하고 있었다.

　아직까지 판매되고 있는 가장 좋은 조리도구는 304 스테인리스 재질의 조리도구다. 아이 숟가락, 밥그릇 등 등급 낮은 스테인리스 제품들, 전기 압력밥솥, 코팅 프라이팬, 법랑냄비를 버리고 스테인리스 재질로 다 바꿨다. 전기밥솥은 진짜 안 쓴다 했지만 1년을 혼용해서 썼다. 그만큼 편리함을 버리기 힘들었다. 요즘 누가 냄비 밥을 해먹는단 말인가. 전기 압력밥솥은 쌀만 씻어 물 대충 맞추고 취사만 누르면 다 되는데. 버리는 것 또한 낭비이니 유용하게 쓰실 분이 생기면 드리려고, 아니 너무 힘들면 꺼내려는 요령으로 눈앞에서만 치우기로 했다. 전자레인지, 전기밥솥은 귀찮아서 못 꺼내게 잘 싸서 창고에 넣어뒀다. 그리고 나서는 한 번도 쓰지 않았다. 눈에 안 보여야 안 쓴다는 것을 알았다.

　현재 주방에서 안전하다는 조리도구는 304(18-10), 361ti 스테인리스 재질의 것이다. 코팅 프라이팬을 쓰다가 스테인리스 프라이팬을 사용하기란 쉽지 않았다. 불 조절을 못해서 들러붙고 그을리고 익숙해지기 쉽지 않았지만 5년 넘게 써오면서 나의 선택이 틀리지 않았음을 알았다. 건강 지킴은 개인 스스로의 식습관 조절과 가정의 조리 환경을 바꾸는 것이 가장 최선의 길이다.

06　일상이 돼버린 미세먼지

2020년 코로나19로 마스크가 필수품이 되었다. 하지만 그전인 2017년부터 집에 챙겨놔야 했던 것이 마스크였다. 외출할 때면 꼭 확인하게 되는 것이 그날의 미세먼지 농도다. 미세먼지가 '나쁨' 이상인 날은 중금속 노출에 대한 걱정이 많아진다. 미세먼지를 걸러주는 공기정화 식물과 공기청정기들은 어느새 집안의 필수템으로 자리 잡았다.

미세먼지 절대 만만하게 보지 말아야 한다

다량의 중금속이 포함되어 있는 미세먼지는 코나 기도를 통해 걸러지지 않고 폐에 직접 침투하는데, 이때 함께 들어오는 중금속은 폐포를 뚫고 혈액으로 들어가 단백질과 결합해 뇌나 콩팥에 영향을 미쳐 각종 이상 증상과 질병을 유발하고 있다. 미세먼지가 심한 날이 여러 날 이어지면 이유 모를 두통이나 안구건조증 등을 호소하여 병원을 찾는 사람들이 더욱 늘어나고 있다. 중금속 중독은 처음에는 별 증상이 없지만 일정 수준 이상 축적되면 증상이 나타난다. 중금속 중에서 납, 수은, 카드뮴은 우리나라 사람들이 쉽게 노출되는 것으로 알려져 있으며, 특히 납은 뇌로 가는 신경다발에 작용해 지능 저하나 지적장애를 일으킨다. 그렇다고 건강염려증으로 두려워하기보다는 마스크를 잘 쓰면서 예방하면 된다. 미세먼지, 황사 등으로 기관지가 따끔거리는 날이면 삼겹살을 찾을 것이 아니라 물을 수시로 자주 마시며 항산화 물질이 많이 든 음식을 섭취해주는 것이 좋다.

07 스트레스는 만병의 근원

스트레스를 만병의 근원이라고 말한다. 그런데 스트레스가 무조건 나쁠까? 일시적인 긴장과 스트레스는 업무의 능률을 올리는 만큼 어느 정도 필요하다. 하지만 스트레스에 지속적으로 방치되면 건강상 문제를 나타낼 수 있다. 평소에 잘 먹고 잘 자고 운동도 하며 자기 관리를 잘했어도 과도하게 스트레스를 받게 되면 신체 모든 기능에 악영향이 온다. 스트레스 상황이 되면 뇌의 자율신경계가 혈액 내로 스트레스 호르몬을 보내 심장 박동이 빨라지고, 혈압이 올라가며, 호흡이 빨라지고, 근육 긴장도가 올라가며, 위장관의 움직임도 현저히 떨어지게 된다. 나 또한 스트레스를 받으면 바로 체하면서 소화불량을 일으키며 장도 예민해진다. 머리가 지끈지끈 두통이 일어나기도 하고 안압이 올라가 눈이 아플 때도 있다. 또한 스트레스는 단것을 당기게 하여 폭식을 유도해 호르몬 불균형까지 나타나게 한다.

스트레스 중에는 직장에서의 과도한 업무나 인간관계로 인한 스트레스가 가장 크다고 한다. 주부들은 시댁과의 관계 속에서 가장 많은 스트레스를 받는다. 스트레스는 면역력을 떨어뜨리는 가장 큰 요인이라 할 수 있을 만큼 건강에 영향을 많이 준다. 과도한 스트레스가 지속되면 아드레날린의 분비가 증가하는데 이로 인해 혈관이 축소되면 혈액 순환도 나빠지게 된다. 물론 도인이 아니고서야 스트레스 없이 살 수는 없을 것이다. 다만 수많은 스트레스를 방치하고 술과 폭식으로 풀 것이 아니라 건강하게 스트레스를 해소할 수 있는 방법을 찾아야 한다.

따라서 스트레스가 과도한 상태라면 스트레스 해소를 위한 노력이 필요하다. 스트레스를 해소해야 몸속 엔도르핀이 증가하고, 신체 면역력도 자연스럽게 높일 수 있다. 즐거워서 웃는 것이 아니라 웃어서 즐겁게 만드는 것이다. 이런 가짜 웃음도 NK세포 활성을 높인다. 스트레스를 푸는 방법은 내가 좋아하는 걸 하는 것이다. 스트레스에 좋은 음식을 먹는 것도 좋은 방법이다. 오렌지 같은 과일을 먹고, 기분 안정에 도움이 되는 비타민 D가 풍부한 연어, 계란, 항산화 성분이 풍부한 블루베리를 먹으면 스트레스에 대한 방어벽이 강화된다. 리얼 코코아로 만든 초콜릿도 도움이 된다. 코코아 성분이 코티솔을 분비하게 해서 스트레스 호르몬을 줄여준다. 항산화 성분이 많은 커피 또한 신경 안정에 도움을 준다.

나의 스트레스 해소법에는 여러 가지가 있다. 우선은 집 청소. 정리정돈이 되면 머릿속도 정리되는 것 같아서 정리정돈을 즐긴다. 좋은 사람과의 만남과 대화 또한 나에게 에너지 충전을 해준다. 맛있는 음식, 독서, 즐거운 영화, 멍 때리기도 스트레스 해소에 좋은 방법이다. 스트레스를 받지 않는 것이 최대한 좋겠지만, 받을 수밖에 없는 환경이라면 잘 해소하는 것이 면역력을 지키는 길이다.

08 수면과 운동부족

 잠을 꼭 자야 할까? 그럼 몇 시간을 자야 좋을까? 자고 싶을 때 자면 안 되나? 밤에 꼭 자야 하나? 하루쯤 안 잔다고 무슨 일이 생길까? 피곤하니 자야 하고, 잠을 자지 않으면 다음날이 힘드니 내일을 위해 잔다는 생각이 많았다. 그럼 잠을 자는 동안 무슨 일이 일어날까? 간편한 옷을 입고 불을 끄고 편안한 침대에 누워 잠자리에 들어가는 준비를 한다. 잠은 하루 동안 일한 내 몸에 휴식을 주는 것을 넘어서 세포가 재생되는 중요한 시간이다. 잠자는 동안 세포의 수리와 재생이 일어나야 하는데 그 시간이 충분치 않고 부족할 때에는 피로가 계속 쌓이게 된다. 피로가 누적되면 어느 순간 우리 몸은 더 이상 버티지 못하고 몸살과 과로를 불러와서 침대에 눕게 만들어 휴식을 취하게 한다.

현대사회에 살고 있는 우리는 할 것도 많고 놀 것도 많아서 잠을 잘 수가 없다. 24시간 꺼지지 않는 TV, SNS에서 눈을 뗄 수가 없다. 낮밤이 바뀌는 생활 또한 호르몬을 망가트리는 주요 원인으로 면역력을 떨어뜨린다. 충분한 수면을 통해 휴식을 취해야 우리 몸의 면역력도 높아진다. 건강을 위해서는 하루의 3분의 1인 7~8시간 정도의 수면을 유지하는 것만큼 중요한 것이 없다. 자기 1~2시간 전 반신욕과 족욕은 스트레스를 풀어주고 깊은 수면을 유도해 면역력을 높이는 데 도움을 준다.

면역력을 키운다고 갑자기 운동을 하는 것은 쉽지 않다. 예전엔 헬스장이라는 곳이 없었다. 전문 운동선수를 키우는 권투나 태권도 도장 정도가 있지 않았을까 싶다. 운동이라 함은 집 근처 뒷동산이나 약수터에 물을 길러 가면서 했던 조깅 정도였다. 자동차를 가지고 있는 집도 많지 않아서 대중교통을 이용하거나 걷는 것이 생활이었다. 사회가 발전하고 과학이 발전해 세탁기가 나오고 시원한 바람이 나오는 에어컨이 나오며 생활이 편리해졌다. 이제 에어컨이 나와서 손으로 부채질하지 않게 되었고 세탁기 덕분에 손과 팔로 힘들여 빨래를 하지 않아도 된다.

과거에는 사실 움직이는 모든 신체 활동이 운동이었는데, 요즘 대부분의 현대인들은 밥 먹고 누워서 TV 보고, 밥 먹고 누워서 소파와 한 몸이 되는 등 움직임이 거의 없는 생활을 한다. 생활가전의 발전으로 생활은 편리해졌지만 우리 몸은 병들어가고 있다. 이제는 헬스장이나 피트니스센터에서 돈을 내며 운동을 하고 있다. 예전에는 '돈 주고 운동한다'는 것은 말도 안 되는 소리였다. 예전에 누가 물을 돈 주고 사 먹을 거라고 생각했겠는가. 하지만 지금은 당연히 물도 사 먹고 있고 운동도 돈 주고 하고 있다.

심지어 그렇게 먹을 땐 언제고 살을 빼려고 운동하는 시대에 살고 있다. 운동의 목적은 바로 건강한 몸이다. 운동은 체력 유지와 향상을 위해 꼭 필요한 요소다. 운동이 부족하면 생활습관병이라고 부르는 대사증후군인 고혈압, 당뇨, 고지혈증, 복부비만 등 만성 성인병에 노출되기 쉽다. 운동은 내 몸을 지키는 면역력을 높이는 일이다. 하지만 고강도 운동은 과다한 활성산소를 발생시켜 노화를 부를 수 있다는 것을 명심하자.

운동이 필수가 된 시대에 나에게 맞는 운동을 찾아서 하는 것을 권한다. 헬스가 좋다, 요가가 좋다, 필라테스가 좋다, 권투가 좋다, 줌마댄스가 좋다, 홈트가 대세다 하며 여러 가지 운동들이 많다. 그중 숙제처럼 지겹게 하는 것 또한 스트레스로 다가오니 즐겁게 할 수 있는 운동을 찾아보자. 모르겠다면 이것저것 한 달씩 해보는 것도 좋다. 누군가는 자전거를 타고 나서 살도 빠지고 건강해졌다고 만족해해도 그것이 나에게는 안 맞을 수 있다. 어떤 운동이 나에게 맞는지는 모름지기 해봐야 안다.

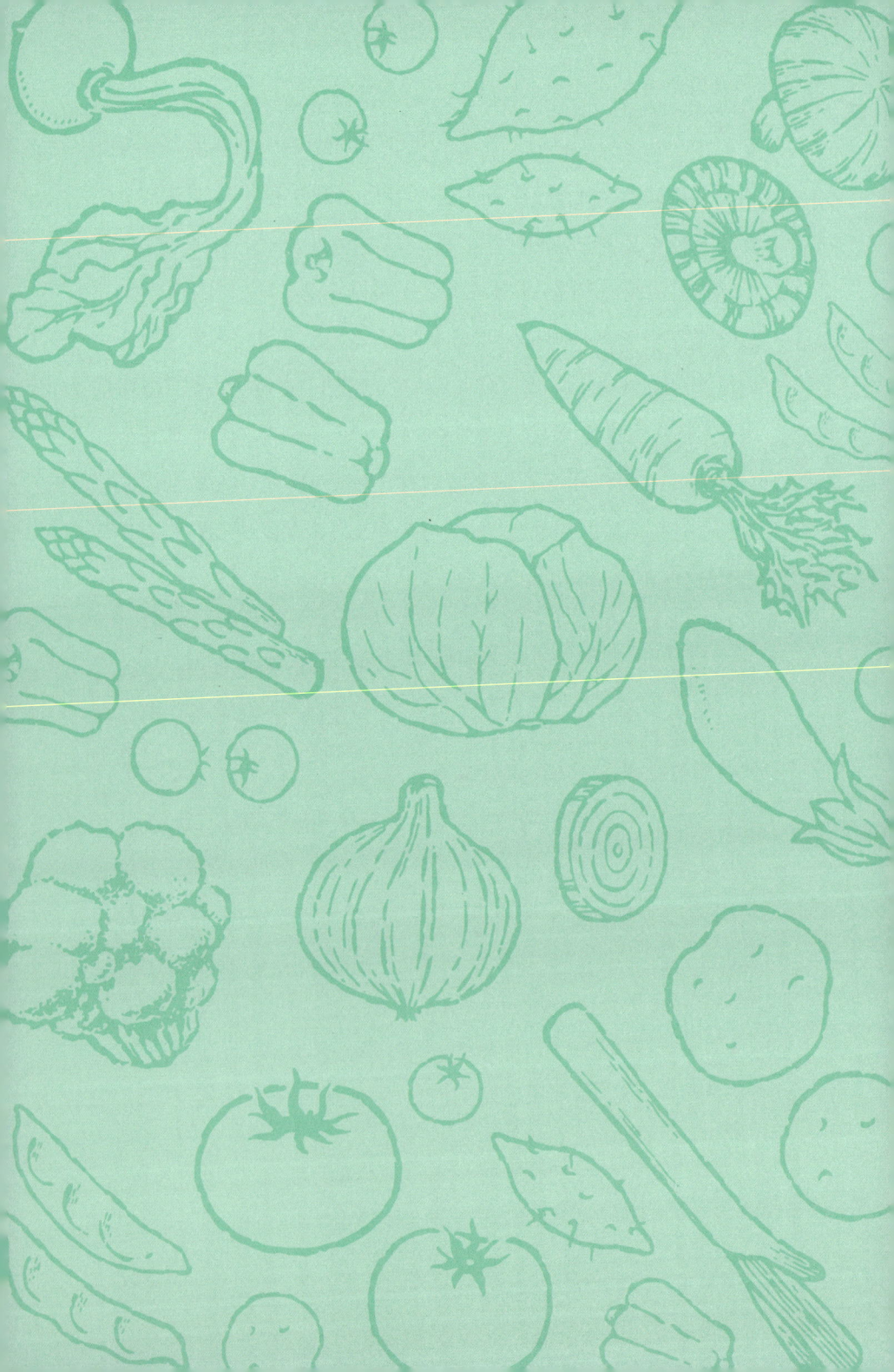

PART 3.
면역력은 가정의 먹거리에서 시작된다

01 건강한 식사로 내 아이의 면역력을 지켜라

나 또한 아이를 키우는 엄마이다 보니 다른 질환자보다 아이들이 아픈 것에 더 눈길이 가고 애잔하게 느껴진다. 그거 먹으면 안 되는데, 조금만 신경 쓰면 바뀔 수 있는데, 그 안타까움이 책을 쓴 이유이기도 하다. 건강하지 못한 아픈 아이를 키우는 부모의 소원은 오직 하나라고 한다. 아이보다 내가 딱 하루만 더 사는 것. 마지막까지 내 아이를 지켜줄 수 있는 사람이 부모밖에 없다는 생각 때문에 그 아이보다 딱 하루만 더 살고 싶다는 것이 부모의 마음이다.

요즘 부모들의 주된 관심사는 아이의 키를 키우는 것, 그리고 4차 산업에 맞는 교육이라고도 한다. 그런데 2020년 코로나 바이러스가 터지면서 기존의 방식들이 모두 멈추었다. 학교도 학원도 보내기 어려워진 상황에서 바이러스와의 전쟁 속에 내 아이를 지킬 수 있는 면역력이 화두로 등장했다. 우리 아이들은 미래에 더 많은 바이러스에 노출될 것이다. 우리 부모가 해줘야 하는 것은 스스로 치유할 수 있는 자가 치유력을 높여서 수많은 바이러스를 막을 수 있는 최강의 면역력을 키워주는 것이다.

자식들에게 미래를 살아갈 교육을 시키고 재산을 물려주는 것도 중요하겠지만 건강을 물려주는 것이 가장 중요하다. 건강하지 않다면 그 모든 것들이 무슨 소용이겠는가? 최강의 면역력은 우리 부모가 줄 수 있는 최고의 선물이다. 또한 아이들이 자기 몸을 사랑하게 가르쳐야 한다. 어렸을 때는 엄마가 차려준 밥을 먹지만 중학생만 되어도 먹을 것을 자기가 선택한다. 학원가를 돌면서 어떤 아이는 햄버거와 라면을 먹을 때 어떤 아이는 식당에 들어가 밥을 먹는다. 그 차이는 어렸을 때부터 밥상에서 배운 식습관에서 나오는 것이다.

워킹맘인 시누이는 바쁜 생활에도 불구하고 아이를 위해 아침마다 무조건 밥을 해서 먹였다. 외식은 한 달에 한두 번으로 대부분 집에서 한식 위주로 다 만들어 먹였다. 돈이 부족해서도, 음식 솜씨가 너무 좋아서도, 음식 하는 것을 좋아해서도 아니었다. 아이에게는 집에서 해주는 밥을 먹이는 것이 답이라고 생각했기 때문이다. 앞에서 말한 학원가에서 엄카(엄마카드)로 만 원짜리 한정식을 먹는 아이가 나의 조카다. 고3이 된 조카는 가리는 것 없이 모든 음식을 잘 먹는다. 패스트푸드만을 좋아할 법한 신세대 아이지만 엄마와 외할머니가 차려주시는 밥을 가장 좋아한다. 어릴 적 아토피가 약간 있어서 과자와 아이스크림을 제한했고 조카도 먹으면 스스로 간지럽다는 것을 알기에 절제하는 법을 배웠다. 어릴 때부터 부모와 함께한 밥상에서 먹거리의 중요성과 절제를 배운 것이다.

시어머님께서는 지금도 한 달에 한 번씩 가족들을 불러서 맛있는 음식을 해주시며 '먹는 것이 남는 거야' 하신다. 항상 좋은 식재료로 풍족하게 음식을 해주시고 집을 나설 때는 두 손에 바리바리 싸주시기까지 하신다. 핵가족화된 지금 형제자매라고 할지라도 생일이나 명절 때 말고는 만나기가 쉽지 않다. 시어머님의 음식은 정성이고 사랑이며 가족을 뭉치게 하는 힘이 아닐 수 없다.

내가 어릴 적 우리 엄마 또한 집에서 모든 음식을 해주셨다. 치킨도 튀기고, 돼지고기를 사다가 돈가스도, 탕수육도 해주셨다. 진짜 식당 저리 가라 할 정도로 맛있었다. 내가 본 엄마는 마법의 요리사였다. 그때 우리 삼남매를 데리고 한 끼 외식을 하려면 일주일치 생활비가 나갔을 것이다. 그때는 집밥이 건강해서라기보다 외식이 너무 비쌌기에 덥고 힘든데도 손수 해주셨던 것 같다. 난 친정엄마와 시어머니, 시누이로부터 가랑비 옷 젖듯 집밥이 선택이 아닌 필수라는 것을 배웠다.

많은 부모들이 아이들에게 더운 여름엔 땀을 너무 흘려서 축날까봐, 추운 겨울엔 잦은 감기로 병원을 자주 찾을까봐 봄, 가을에 한 달 동안 수십만 원에 달하는 한약을 먹인다. 한약이 좋지 않다는 게 아니다. 하지만 나는 '밥이 보약이다'라는 말을 믿는다. 아이에게 아이스크림을 주고 인스턴트 과자를 먹이면서 한약을 먹인다면 그게 무슨 소용이 있을까?

우리 몸의 세포가 좋아하는 영양 가득한 집밥으로 식탁을 채워준다면 한약의 효과를 더 볼 수 있을 것이다. 제일 먼저 선행돼야 할 것은 건강한 식사 이전에 아이에게 과자 등의 인스턴트를 먹이지 않는 것이다. 뭘 먹여서 면역력을 높이려 하기보다 면역력을 떨어뜨리는 음식인 가공식품을 먹이지 않는 것이 면역력을 지키는 일이다.

02 아이의 식습관 잡아주기 빠를수록 좋다

　먹거리 컨설턴트로 많은 의뢰인들을 만나다 보니 올바르지 못한 식습관에 의해서 질환이 온 것을 알 수 있었다. 아프기 전에 미리 예방할 수 있었는데 하는 아쉬움에 내 블로그에 잘못 알고 있는 식재료에 대한 이야기와 내가 매일 먹는 집밥을 올리기 시작했다. 그러다 집밥을 함께하는 프로젝트를 모집했고, '매일 집밥은 사랑입니다', 이름하여 '매집사 프로젝트'가 탄생되었다.

　온라인 커뮤니티에서 자주 하는 질문 중 하나가 이렇다. "아이가 과일, 채소, 나물반찬을 안 좋아하고 안 먹어요. 햄, 과자, 돈가스, 아이스크림만 먹으려 해요." 그런데 그 과자며 콜라는 누가 사줬을까? 그 햄, 돈가스는 누가 먹게 했을까? 엄마인 여러분이 아닌가? 우리 집도 남편과 내가 함께 쇼핑해서 계산대에서 직접 카드로 계산했다. 부부공작단이나 마찬가지였던 것이다.

아이가 두 살 정도 되면 이제 이도 생기고 씹고 삼킬 수 있을 만큼 컸으니 무엇이든 소화도 잘 시키며 먹을 수 있을 거라고 착각한다. 그래서 아빠가 먹던 달고 짠 과자를 아이 입에 넣어주며 같이 먹고 라면도 함께 먹는다. 부모가 햄버거를 먹을 때는 유모차에 있는 아이에게 감자튀김을 주기도 한다. 그러면서 '오구, 내 새끼 잘 먹네.' 하며 흐뭇하게 바라본다. 아이는 이런 신세계 맛을 맛보면서 트랜스 지방 맛인 인스턴트 음식에 서서히 길들여진다.

아이가 태어나서 처음 모유를 먹다 생후 6개월이 되면 이유식에 들어간다. 미음만 먹다가 처음 과일을 맛보았을 때 '어떻게 이런 맛이' 하는 놀라움에 따라오던 참새 같은 아이의 귀여운 입을 기억할 것이다. 이렇게 단맛의 첫 순서인 과일에 빠져들게 된다. 달콤한 과일을 싫어하는 아이는 없다. 만약 과일을 싫어하는 아이라면 과일보다 더 달콤한 무언가를 맛보았기 때문일 것이다. 누군가 '우리 아이는 밥보다 면을 더 좋아해요'라고 한다면 "당연해요"라고 말해주고 싶다. 면이나 빵처럼 탱글탱글하고 쫄깃한 찰진 맛을 싫어할 사람이 있을까? 글루텐은 찰지게 치대면 치댈수록 더 맛있어진다. 처음부터 주지 않았다면 면 좋아하는 아이, 콜라만 먹는 아이는 없을 것이다.

과일보다 사탕, 아이스크림이 더 달콤하고, 밥보다 면과 빵이 더 쫄깃하니 맛있다. 어린아이들은 순수 자체로 편견이 없다. 중·고등학생만 되어도 지금껏 살아온 경험치를 통해 편견이 생긴다. 그러기에 좋아하고 싫어하는 음식이 명확해지고 새로운 음식을 맛보려 하지 않는다. 반면 어린아이는 모든 것을 입에 넣고 맛보며 탐색을 한다. 오이든 상추든 브로콜리든 김치든 고추장이든 손가락으로 찍어서 입에 넣어본다. 편견이 없기에 당연한 것이다. 어른들은 '어우 매워', '지지' 하며 아이가 맛보기도 전에 먼저 제재를 하게 되는데 아이가 경험해야 할 시기에 경험해보지 못하면 성장해서도 새로운 음식에 대한 거부감을 갖게 된다. 위험한 약이 아니고서는 맛보게 하는 것이 편견 없고 편식 없는 아이로 키우는 방법이다.

어릴수록 이런 경험치가 쌓이게 되면서 좋은 식습관 들이기가 저절로 되어간다. 값비싼 장난감보다 살짝 익힌 당근 스틱, 고구마 스틱을 주고, '초록 꽃이야' 하면서 브로콜리를 주고 놀면서 씹어도 보고 뱉어도 보게 하자. 그리고 빨강 노랑 파프리카를 손으로 으깨어보면서 빨간, 노란 물도 들여보고, 그러다 맛도 보고, 깎지 않은 과일을 굴려보고 껍질을 빨아도 보면서 채소와 과일에 익숙하게 해준다면, 그 아이는 새로운 채소와 식재료, 음식에 거부감을 가지지 않는 아이로 성장할 수 있다.

내 딸도 라면, 콜라, 햄을 참 좋아한다. 이 모든 것을 먹어도 되는 건 줄 알고 나와 내 남편이 먹였다. 이것들이 아이들에겐 더 치명적인 독소가 되는, 먹이면 안 되는 음식인지 몰랐다. 알고 난 후에 먹이지 말아야지 해도 아이는 식탁에 놓인 반찬을 보고 "엄마, 햄 없어? 엄마, 다른 거 없어?"라고 한다. 처음부터 주지 않았다면 몰랐을 맛인데 안타까운 일이다. 부모 마음에 입이 짧고 잘 안 먹는 아이라면 뭐라도 먹어주길 바란다. 그래서 아이가 좋아하는 햄, 핫도그, 라면이라도 먹여야지라는 생각에 냉장고를 채우게 된다. 이런 식습관이 계속 반복된다면 야채와 과일을 더 안 먹는 아이가 될 수밖에 없다. 아이들의 TV 프로그램 중간에 나오는 광고에선 알록달록한 색상의 캔디와 여러 가지 음료와 과자를 선전한다. 그런 제품에 아이용이라서 칼슘까지 포함되어 있다고 떠든다. 그리고 아이들은 TV에서 광고하니 당연히 먹어도 되는 건 줄 알기에 사달라고 조르게 된다.

식습관 교육은 어디서 가르쳐줄까? 어디를 보내야 채소를 잘 먹을까? 하지만 안타깝게도 가르쳐주는 곳이 없다. 단지 부모의 밥상에서 평생 식습관이 만들어진다. 유치원이나 학교에서는 5대 영양소를 알려주고 음식을 골고루 먹어야 튼튼해진다고 한다. 사탕과 과자를 많이 먹게 되면 몸이 간지러운 아토피가 생긴다는 것을 알려준다. 그러고 나서 학교를 나오면 문방구와 편의점에선 아이들의 시선이 머물고 손이 닿는 곳에 색색의 식품첨가물이 가득한 식품들이 놓여 있다.

아이들은 거부할 수 있는 힘이 없다. 팔지 않았으면 좋겠지만, 불량식품 판매를 멈추게 하는 힘이 없는 소비자인 우리는 선택할 힘을 키울 수밖에 없다. 먹지 말아야 할 음식을 왜 먹지 말아야 하고 먹었을 때 어떻게 아프고 어떤 염증이 생기는지에 대해서 알아야 한다. 올바른 소비를 알아야만 기업 광고에 속지 않는 소비자가 되고 우리 아이들을 건강한 먹거리로 키울 수 있다.

어디서도 우리 아이의 건강을 책임져주지 않는다. 올바른 먹거리는 부모의 밥상에서 가르쳐줘야 할 가장 중요한 교육이다. 아이가 먹고 싶어하는 햄, 먹고 싶어하는 사탕을 먹었을 때 몸이 어떻게 반응하는지를 알려주지 않고 그냥 무작정 먹지 말라고 한다면 아이도 이해할 수 없다. 그냥 단지 이가 썩을까봐 먹지 못하게 하는 거라고만 생각한다. 아이에게도 정확한 지식을 알려주어야 한다. 그래야 중학생, 고등학생이 되었을 때, 성인이 되었을 때, 내가 먹는 것을 주체적으로 선택할 수 있다. 내 몸이 좋아하는 음식을 내 안에 넣어줄 수 있는 주체적 인간이 된다.

조엘 펄먼은 『아이를 변화시키는 두뇌음식』에서 이렇게 말한다. "아이의 잘못된 식습관은 아이의 문제가 아니라 부모의 책임이다. 가공식품이 범람하는 환경에서 아이들 대부분이 편식을 하고 있다. 건강한 식습관을 갖도록 하기 위해 아이를 달랠 필요도 싸울 필요도 없다. 집에 건강하고 좋은 음식만 두어라. 아이들은 무엇이나 주변에 있으면 먹는다. 어떤 아이도 굶어 죽으려고 하지 않는다. 그렇게 해서 먹게 된 음식을 이내 좋아하게 된다."

'우리 아이는 채소, 과일을 안 먹어요'라고 말하기 이전에 부모부터 생각을 바꾸고 부모의 식탁부터 바꿔야 한다. 식습관 교육은 가족의 밥상에서 시작된다. 부모의 밥상을 먼저 바꿔보자. 밥상 교육을 해보자. 밥상 교육이란 식탁에 가족들이 둘러앉아 정을 느끼고 밥을 같이 먹으며 가족의 사랑을 돈독히 하는 것이다. 지금은 3~4명밖에 되지 않는 가족 구성원임에도 하루 한 끼 밥상에 둘러앉기도 힘들지만, 처음부터 완벽할 순 없다. 한 번이 두 번, 세 번이 되고, 그 기간이 1년이 된다면 우리 아이들도 그 시간 속에서 올바른 식습관을 잡을 것이다. 지금도 늦지 않았다. 마흔이 넘은 나도 변했으니 당신도 할 수 있다.

03   잔병치레 없는
       아이로 키우는 식사

 아이가 병원을 집처럼 수시로 가는 것을 좋아할 부모는 아무도 없다. 의뢰인 중 한 분이 일곱 살이 된 아이가 계절이 변할 때마다 감기를 달고 살고, 장염, 배앓이, 식중독 등 잔병치레 없이 그냥 지나가는 계절이 없다고 걱정을 하며 어떤 것을 먹이면 좋겠냐고 하셨다. 이 아이는 또래 아이에 비해 작은 편이고 조금만 활동을 해도 금방 피곤해하며 조금만 스트레스를 받아도 배앓이를 한다고 했다. 그렇다 보니 아이의 엄마는 아이가 혹시나 성장에 뒤처지는 건 아닐지 걱정이 많으셨다. 툭하면 감기에 걸리니 내가 잘못하고 있는 건 아닌지, 아이에게 특별히 다른 큰 병이 있어서 아픈 건 아닌지 걱정을 하게 된다.
 감기에 안 걸리게 하는, 키를 키우는 완벽한 약이나 음식은 없다. 우리 몸은 프로폴리스, 홍삼, 한약 등 어떤 것 하나 먹는다고 면역력이 훅 올라가면서 세포가 정상으로 돌아가지 않는다.

내 딸 또한 작은 편이다. 2.23kg으로 작게 태어났고 쉽게 따라잡기도 하지 못했다. 유치원에 들어가고 나서 1년간 감기를 달고 살았다. 첫 단체 생활을 하게 되면서 여러 가지 병원균과 접하게 되니 걸리고 낫고를 반복해가며 거쳐야 할 시간이었다. 아이가 그 시간이 지난 후에도 잦은 감기가 지속된다면 약해진 개인 면역력 탓이기에 바이러스와 싸울 힘을 주는 음식을 넣어주어야 한다. 잔병치레하는 아이에게 가장 중요한 것은 외부에서 들어오는 병원균에 맞서 싸울 힘, 면역력을 키워주는 일이다. 생후 6개월까지는 엄마에게서 받은 면역력으로 감기도 안 걸리고 잘 지낸다. 하지만 6개월 이후부터는 받은 면역력이 소진되기 때문에 면역 체계를 건강하게 하는 이유식을 시작으로 음식을 챙겨야 한다. 기초체온이 낮다면 감기와 장염에 더욱 잘 걸릴 수 있으니 단호박, 밤, 닭고기 등 따스한 성질의 음식을 먹여주는 것이 중요하다. 몸을 따뜻하게 해주어야 잔병치레가 줄어든다.

배탈이나 감기로 잔병치레가 잦은 아이는 약을 자주 먹다 보니 식욕이 없고 소화력도 떨어지고 살도 빠지며 기운이 없다. 그러다 조금 회복이 되면 그동안 못 먹었던 음식을 막 먹으려 한다. 하지만 갑작스러운 과식은 소화기에 무리를 주어 또 다른 악영향을 주기에 부드럽고 부담 없는 식사로 회복할 수 있도록 시간적 여유를 주어야 한다.

이제 잘 회복되었다면 가정에서 진짜 음식을 넣어줘야만 잔병치레 없는 아이로 키울 수 있다. 약해진 소화기를 회복하기 위한 것으로 양배추는 가장 좋은 식재료다. 양배추 속에 들어 있는 비타민 U는 소화기관인 위벽을 보호해준다. 양배추와 당근, 양파를 넣고 끓인 물만 먹어도 증상 완화 효과가 크다. 더 좋은 것은 물을 넣고 끓인 양배추와 당근, 양파를 모두 갈아서 먹이는 것이다. 우리 인체의 소화기관이 회복되어야 다른 음식들을 소화, 흡수할 수 있고 영양분이 제대로 들어가기에 잔병치레 없는 아이로 만들 수 있다. 아이가 식욕이 없다고, 기운이 없으니 뭐라도 먹게 하려고 라면, 빵, 아이스크림 등을 먹인다면 계속 증상은 되풀이되고 더 악화될 수밖에 없다. 반복해서 말하지만 먹지 말아야 할 음식을 먹게 하지 않는 것이 아이 건강의 기본임을 잊지 말자.

04 모유의 질을 높여라

　아이가 태어나면 바로 엄마 젖인 모유를 물린다. 지금껏 탯줄을 통해 수동적으로 영양공급이 되었지만 이젠 자기가 직접 빨아야 살 수 있다. 엄마의 모유에는 영양이 많아서 적어도 돌까지는 먹이라고 권한다. 모유를 먹는 행위 또한 엄마의 심장과 가까이서 행해지기에 아이가 엄마와 안정적으로 정서적인 교감을 할 수 있다.

　내가 어렸을 때만 해도 모유는 엄마들의 선택이 아닌 필수였다. 그런데 지금까지도 모유를 먹이려는 어린 엄마들을 볼 때면 대견한 느낌이 든다. 모유를 먹인다는 건 쉬운 일이 아니다. 3시간에 한 번씩 젖을 물려야 하기에 깊은 잠을 잘 수 없고, 수유 자세로 등에는 담이 오기 마련이다. 또한 젖이 많이 돌면 유축기로 짜야 한다. 심한 젖몸살마저 겪으면서도 모유를 먹이는 이유는 엄마가 주는 첫 번째 선물로 모유가 아이의 면역력을 키우는 가장 안전하면서도 양질의 음식이라 믿기 때문이다.

모유 다음으로 차선책이 분유다. 내 딸은 모유로 키우지 못했다. 딸에게 모유를 먹이고 싶어서 돼지족도 먹어보고 가슴 마사지도 받았지만 젖량이 아이가 먹기에 턱없이 부족했다. 작게 낳았기에 빈 젖을 마냥 빨게 할 수가 없어서 분유를 선택했다. 요즘은 생후 6개월 정도가 지나면 엄마젖에서 분유로 갈아타는 추세다. 엄마로서는 젖을 물리는 것에서의 해방이고, 분유를 먹이면 아이가 밤에 푹 자기 때문이다.

그런데 분유는 중독의 시작이다. 중독의 첫 단계인 설탕중독이 일어난다. 어릴 적 한 번쯤은 달달한 가루분유의 맛을 봤을 것이다. 분유는 당이 많은 가공식품이다. 태어나 처음 만나는 먹거리가 달달하게 가공된 분유이다 보니 아이의 감각과 입맛은 벌써 설탕에 길들여지고 있다. 당 중독을 유발하는 분유를 먹은 아이는 토실토실 잘 크는 것처럼 보이지만 태어나면서부터 가공식품 세계에 들어가는 것이다.

그럼에도 모유를 준 엄마들은 '난 아이에게 잘했어'라고 흐뭇해할 것이다. 그런데 진짜로 엄마의 모유에 영양이 많을까? 모유는 어떻게 나오는 것인가? 엄마가 먹는 것에서 나오는 것이다. 모유를 먹일 때 엄마는 매운 음식과 술도 먹지 않는다. 그러면 밀가루인 라면, 피자는 아이에게 괜찮은가? 기름에 바싹 튀긴 치킨은 어떤가? 냉동식품은?

음식에 들어 있는 식품첨가물과 중금속들이 모유를 통해 아이에게 전달되고 있다. 단지 매운 음식만 피하고 아이가 설사를 하지 않는다고 해서 모유가 완전식품이라 할 수는 없다. 식품첨가물이 든 가공식품 식사를 한 엄마의 모유를 먹은 태아는 식품첨가물이라는 독성도 같이 먹고 있는 것이다. 그러니 모유를 먹이는 1년만큼은 엄마 또한 먹고 싶은 음식을 참아가며 건강한 음식을 섭취함으로써 양질의 모유를 만들어주어야 한다.

그리고 부득이 가공식품 분유를 먹인 엄마일지라도 아이에게 면역력 선물을 주지 못했다고 자책하지 말자. 어쩔 수 없이 분유를 선택했다면 분유통을 혼자 누워서 먹게 하지 말고 꼭 엄마 가슴에 밀착해서 심장소리를 들으며, 눈빛을 맞추며 사랑으로 먹이라고 말하고 싶다. 엄마의 모유가 아니더라도 충분히 너를 사랑한다는 말과 눈빛으로 준다면 가공된 분유라도 건강한 영양분이 될 거라고 생각한다. 분유를 일찍 접한 아이에게는 이유식을 6개월부터 먹이는 것이 분유로 채우지 못하는 영양분을 넣어주는 방법이다.

모유를 먹이는 시간은 인내의 시간이다. 나는 해보지 않았기에 더욱 존경한다. 그런데 행여 분유만 먹이고 모유의 질까지 신경 쓰지 못했다며 이제 와서 아이의 건강을 걱정하지 말자. 지금도 늦지 않았다. 지금도 우리 아이에게 건강한 먹거리로 사랑을 줄 수 있다. 나는 '모든 모유가 무조건 좋다'가 아니라는 것을 알려주고 싶다. 그리고 기특하게도 모유를 먹이는 엄마들에게는 올바른 먹거리로 모유의 질을 높여보자고 권하는 바이다!

05 씹으면 얻을 수 있는 면역력

좋은 식재료가 주어졌을 때 중국인은 기름에 튀기고, 일본인은 회를 뜨며, 한국인은 국물은 낸다고 한다. 그만큼 한국인 밥상은 국이 있는 문화다. 가난한 평민들은 얼른 먹고 일을 해야 하기에 밥을 말아먹는 국밥이 나왔다. 어르신들 중에는 국물 없이 식사를 못하시는 분들이 계신다. 목이 꽉 막힌다고 한다. 그래서 밥이 잘 넘어가지 않으면 물이나 국에 밥을 말아먹는 경우가 종종 있다. 하지만 소화의 첫 단계는 입 안에서 침과 음식물이 섞이면서 하는 저작 작용이다. 물이나 국에 밥을 말아먹으면 빠르게 식도를 넘어가기는 하나 소화의 첫 단계인 저작 작용이 생략되기에 소화에 장애를 주고, 위 속에 있는 소화액이 물에 희석돼 두 번째 단계인 위에서의 소화 능력도 방해받게 된다. 물이

나 국에 밥을 말아먹으면 일시적으로는 밥이 잘 넘어가는 것처럼 느껴지나 실상은 소화를 방해하는 요인으로 작용하고 있다. 지속적인 국물 생활이 오히려 소화력을 약화시킨다.

　입에 음식을 물고 있거나 먹는 속도가 느린 아이들도 국에 말아 먹이면 쉽고 빠르게 먹일 수 있다. 내 딸도 밥 먹는 속도가 느려서 한 시간씩 밥을 먹기 때문에 국에 말아 먹였다. 미역국, 된장국, 삼계탕, 소고기뭇국이면 별 반찬이 필요 없을 정도로 영양까지 챙길 수 있다. 소고기나 닭고기를 끓이면서 나오는 고기 국물에는 미네랄이 가득하다. 된장국은 채소에서 나오는 비타민과 미네랄을 다 먹을 수 있다. 하지만 매 끼니마다 국이 있어야 할 필요는 없다. 특히 아이들에겐 자주 국물에 말아 먹이는 것 또한 좋지 않다. 국에 말아 먹이면 과다한 나트륨을 섭취하게 된다.

　국에는 물이 많고 뜨겁게 먹기 때문에 별로 안 짜다고 느껴지지만 실제로는 함유된 나트륨의 양이 상당하다. 국물 간을 맞출 때 들어가는 소금의 양은 최소 1티스푼이 넘는다. 또한 물기가 많은 식사를 할수록 소화력이 저하된다. 우리는 음식을 꼭꼭 씹어 먹으라는 말을 많이 듣는다. 음식을 씹는 행위는 두뇌 활동에 도움을 주며 소화효소와 저작 활동으로 소화력을 높여 소화기 건강에 도움이 된다. 그런데 국에 말아 먹이게 되면 그 과정이 빠지게 된다. 아이들은 음식물을 씹는 활동으로 이를 튼튼하게 하고 저작 활동으로 침에서 아밀라아제 소화액이 분비되게 해 소화력을 높여야 한다. 음식물을 씹는 행위는 기억력도 좋게 하는데 턱을 움직이면서 뇌로 가는 혈류가 늘어서 많은 양의 산소가 공급되기 때문이다.

  천천히 꼭꼭 여러 번 씹어 먹는 습관은 면역력을 높여주는 생활습관이다. 엄마들은 아이들 돌보랴 살림하랴 밥이 입으로 가는지 코로 들어가는지 모를 정도로 빨리 먹어치우는 번개 식사를 한다. 그러나 이러한 습관이 급체, 위장병, 변비의 원인이 되는 것이니 천천히 10회 이상 꼭꼭 씹어 먹는 습관을 들이기 바란다. 예전부터 밥상머리에서 어른들이 '꼭꼭 씹어서 먹어라'라고 하는 데는 다 그만한 이유가 있다. 소화가 잘되게 하려면 즐거운 마음으로 식사하는 것 또한 중요하다. 팁을 드리자면, 국을 할 때는 소금보다는 국간장이나 멸치액젓, 참치액젓, 새우젓을 이용하는 것이 나트륨을 줄이는 방법이다.

06 체온이 따뜻해야 면역력을 지킨다

『체온 1도 올리면 면역력이 5배 높아진다』, 이시하라 유우미 저자의 책에서는 "차가운 몸은 만병의 원흉이다"라고 한다. 체온이 1도 떨어지면 면역력은 30퍼센트나 낮아지고, 반대로 체온이 1도 올라가면 면역력은 5배나 높아진다고 강조하고 있다. 체온을 1도만 올려도 면역력이 크게 높아져 감기나 대상포진, 아토피는 물론 암, 고혈압, 당뇨병, 고지혈증, 류머티즘, 우울증, 비만 등 현대인들의 '건강 고민'들을 상당 부분 해결할 수 있다는 것이다.

우리 몸의 면역세포는 따뜻한 환경에서 가장 잘 활동을 한다. 반대로 찬 음식을 자주 먹고 몸을 차갑게 하여 체온이 낮아지면 면역세포는 활동을 하지 못한다. 우리 몸의 적정 체온 36.5~37.2도를 유지할 때

면역력이 활발하다. 반대로 체온이 1도 떨어지면 체내 효소의 활성도가 50% 내외로 떨어진다. 우리 몸은 체온 변화에 아주 민감한데 체온이 1도만 내려가도 정상 체온을 유지하기 위해 많은 에너지를 체온을 높이는 데 쓰게 된다. 원래 우리 몸은 뇌의 시상하부를 통해서 체온을 적절하게 조절하는데 일교차가 큰 환절기에는 체온조절 중추가 조절을 잘 못하기에 체온조절을 위해 많은 에너지를 쓰게 된다. 그렇다 보니 면역력이 떨어져 감기와 몸살에 걸리게 되는 것이다.

체온을 따뜻하게 유지하는 방법, 어떤 것이 있을까?

첫 번째, 여름에도 찬물보다 미지근한 물을 마신다. 현대인들은 여름이고 겨울이고 아이스 아메리카노를 마신다. 그런데 찬 음료를 마시면 면역력을 떨어뜨려 감기 바이러스와 각종 바이러스에게 최적의 환경을 만들어주기에 찬물을 자주 먹지 않아야 한다.

두 번째, 규칙적인 운동으로 체온을 유지시킨다. 근육 생성이 체온 유지에 중요한 역할을 하므로 규칙적인 운동을 통해 근육을 늘려나가는 것이 도움이 된다.

세 번째, 체온이 떨어지지 않게 스카프를 가지고 다닌다. 목에 두른 얇은 천 하나가 면역력을 지켜준다. 집에서도 서늘하다면 양말을 신고 있는 것이 체온 유지에 도움이 된다.

네 번째, 일주일에 2회 정도 반신욕을 해준다. 샤워는 피부 표면의 온도만 올리기 때문에 체온을 높이는 효과가 없다. 반면 따뜻한 물에 반신욕을 해주면 심부 체온이 올라가면서 소화 기능이나 면역기능 향상에 도움이 된다.

반신욕은 일주일에 최대 3회로 저녁 시간대에 30분 이하로 하는 것을 권한다. 욕조에 들어가 있는 시간이 너무 짧으면 효과를 보기 어렵고 반대로 너무 길 경우 땀을 너무 많이 흘려 몸속 수분이 많이 빠져나가 오히려 체력만 소모하게 된다. 뿐만 아니라 식전이나 식후 바로 반신욕을 하는 것은 좋지 않다.

일단 욕실에 창문을 열어두거나 욕실 환풍기를 돌려 찬 공기가 들어오도록 해서 실내 온도를 낮춰준다. 욕실의 온도를 약간 낮춰서 상체는 상대적으로 차갑게 해주어야 반신욕 효과를 극대화시킬 수 있다. 반신욕 전 샤워를 하고 수건으로 온몸을 다 닦아 물기를 없애준다. 반신욕 욕조의 물은 배꼽 아래까지 차오르게 물을 받고 배꼽 위로 물에 안 들어간 신체 부분은 물기가 없이 말라 있어야 한다. 그리고 손은 물 바깥으로 나와 있어야 한다. 가장 중요한 것이 반신욕 온도인데 자신의 체온보다 높은(38~41도) 정도의 따뜻한 온도여야 한다. 반신욕 도중 물 온도가 낮아지면 물을 수시로 채워 온도를 맞춰준다. 말초혈관이 확장돼 혈액순환이 좋아지고 산소나 영양분이 말초 조직까지 공급됨에 따라 신진대사가 높아지기 때문에 체온 유지에 좋다. 주의할 점은 너무 늦은 밤과 잠자기 직전에 하면 수면에 방해가 될 수 있다는 것이다.

07 잘 먹는 아이 만드는 법 4가지

밥 잘 먹는 아이들만 보면 그리 부러울 수가 없었다. 내 아이가 깨작거리며 한 시간이나 밥을 먹고 있는 것을 보면 열불이 났다. 내 안에 잘 먹이고 잘 키우고 싶은 욕심이 들어가 있기 때문이었다. 하지만 엄마의 욕심대로 크는 아이는 없을 것이다. 나 또한 그렇게 잘 먹는 아이가 아니었다. 나 역시 어렸을 때 밥을 안 먹는다고 식탁에서 혼났던 기억이 많다. 항상 밥 먹을 때마다 아빠 눈치를 봐야 했다. 밥을 입에 물고 있다고, 빨리 안 먹는다고 고함과도 같은 잔소리와 숟가락이 언제 날아올지 모르는 공포의 시간이었다. 땅땅 숟가락 소리조차도 낼 수 없이 조용히 먹어야 했고, 먹기 싫은 밥을 먹기 위해 밥 한 숟가락 물 한 모금, 또 밥 한 숟가락 물 한 모금으로 안 넘어가는 밥을 억지로 먹었다. 식사시간은 '또 밥 먹는 시간이 왔구나.' 하는 고역의 시간이었다. 그래서인지 성인이 된 지금도 식사 때만 되면 항상 예민해진다. 시댁에 가서도 그렇다. 밥은 조용히 먹어야 하고 밥풀도 흘리면 안 되고 반찬은 밥에 가져다놓고 먹는 식이다.

그런데 내 딸은 나와 비교도 안 되게 진짜 잘 먹는 아이다. 채소도 잘 먹고 과일도 잘 먹고 고기, 해산물도 잘 먹는다. 입에 물고 있지도 않고 먹다가 웩하면서 뱉지도 않는다. 다만 먹는 속도가 느릴 뿐이다. 20회 이상은 씹어서 모든 음식을 입안에서 죽을 만들어야 삼킨다. 그러다 보니 밥 먹이는 시간이 기본 한 시간이다. 내가 화나는 부분이 너무 늦게 먹어서였다. 한 시간씩 먹고 있는 딸을 보고 있으면 화딱지가 났다. 그러니 밥 먹을 때마다 아이를 잡고 있었다. 최희수 작가님의 『푸름 아빠 거울 육아』 책을 보면서 내가 화가 난 것은 나를 닮아 늦게 먹기 때문이 아니라 어릴 적 밥 먹을 때마다 혼났던 나를 만나야 하는 그 시간이 힘들었기 때문이라는 것을 알았다. 특히 밥상 다 차려놨는데 딸이 밥을 안 먹으려고 할 때 화가 치밀어올랐다. 하지만 화의 원인은 아이가 아니라 나였다. 안 먹고 싶다고, 목구멍에서 안 넘어간다고 말하지 못했던 나를 내 아이를 통해서 보고 있었기에 내 안의 내면 아이가 화가 나서 애꿎은 딸을 잡고 있었다. 내 안의 아이도 내 딸도 아무런 잘못이 없다는 것을 안 이후에는, 이젠 더 이상 딸이 늦게 먹어도 화가 나지 않는다. 그냥 꼭꼭 씹어 천천히 잘 먹는 딸만 보인다.

식사 때마다 화가 나고 스트레스를 받는다면 어느 부분에서 아이에게 화를 내고 있는지, 내가 왜 화가 났는지 생각해봐야 한다. 사랑과 배려의 식탁에서 잘 먹는 아이 만드는 법을 소개한다.

배가 부르면 그만 먹게 하라

"엄마, 그만 먹을래!"

그만 먹겠다는 딸과 '딱! 한 숟가락만 더 먹자.' 하며 마지막 한 숟가락이라도 더 먹이려는 엄마였다. 하지만 딸은 여지없이 입을 꾹 다물던지 도망가버렸다. 입도 짧고 밥을 먹는 속도도 느린 딸이다. 입에 물고 있진 않은데 그리 꼭꼭 죽이 되어 즙이 될 때까지 씹고 있다. 입에 한가득 넣지도 못하고 밥 따로 반찬 따로 먹으며 숟가락에 밥과 반찬을 같이 넣어 먹지도 않는다. 다른 아이들은 숟가락을 푹푹 떠서 입안 가득히 넣고 빨리 잘도 먹는데 내 딸은 왜 이리 까다롭고 느린지. 그러고 보니 나도 먹는 속도가 느렸고 지금도 느리다. 고등학교 때 2교시 끝나고 쉬는 시간 10분 동안 도시락 까먹는데 다 먹어본 적이 없다. 성인이 되어 시집와서도 시댁에서 식사 빨리 마치고 며느리가 설거지 정도는 해야 하는데 시어머님은 고사하고 시아버님보다 늦게 먹었다. 그러다 보니 다 먹고 뒷정리 정도만 하는 며느리였다. 결혼 13년차가 된 지금도 빨리 씹지 못하고 여전히 느리다.

루이스 L. 헤이는 『치유』에서 "먹는 것과 식사시간이 즐겁지 않은 기억을 가진 사람은 음식을 음미하기보다 배가 고프니 한 끼 때우는 격이나 자극적인 맛을 추구하는 방식으로 간다."고 했다.

아이일 때 억지로 먹이고 강압적인 방식으로 가졌던 식사시간이 평생 음식을 대하는 태도를 결정한다는 사실이 무섭지 않은가. 배가 부르면 그만 먹는 것은 정상이다. 그런데도 엄마한테 혼날까봐, 밥을 다 먹어야만 칭찬받을 수 있어서 또는 간식을 먹을 수 있었기에 억지로 먹는 아이들이라니. 매일 성장하고 활동하기 위해서는 하루에 먹을 양이라는 것이 있다. 늘 먹을 만큼 떠주어도 잘 먹는 날이 있고 못 먹는 날도 있을 것이다. 어떻게 매일 똑같이 일정하게 먹을 수 있겠는가.

우리 아이도 성인인 나도 로봇이 아니다. 성인들도 한 끼 배불리 먹고 나서도 다시 배가 고파서 많이 먹는 날이 있고, 별로 먹지 않았는데도 그다지 먹고 싶지 않은 날이 있다. 아이도 마찬가지다. 배가 부르다는 몸이 보내는 신호를 잘 읽고 있는 아이는 그만 먹고자 한다. 아이의 몸이 보내는 본능의 신호를 알아주어야 하는데 무시하고 죽였을 때에는 배고픔도 배부름도 잘 알아차리지 못하는 아이가 되어버린다. 음식을 즐기는 것이 아닌 배를 채우는 것으로 여길 수 있다. 적게 먹는 날이 있고 많이 먹는 날도 있겠지만 이것 또한 몸의 감각이 살아 있다는 증거다. 감각이 살아 있어야 성인이 된 후에도 폭식과 폭음, 과식을 하지 않게 되며, 음식에 지배당하지 않는 올바른 식습관이 형성된다.

배고프게 하라

원시시대에는 먹거리를 저장할 냉장고가 없었기에 일어나자마자 먹지 못했고 해가 떠야지만 채집을 시작해서 먹을 것을 구할 수 있었다. 이렇듯 공복 상태에서 처음 손에 넣을 수 있는 먹거리는 나무 열매, 과일, 새의 알이었다. 지금과 같이 풍족한 먹거리가 아니기에 소식과 빈식의 생활이 당연했을 것이다. 배가 고파야만 먹는 것은 당연한 일임에도 현대에는 아침, 점심, 저녁 세 끼를 꼬박 챙기며 아침에 먹은 것이 소화되지도 않았는데 시간에 묶여서 점심식사를 하고 있다. 지금 나는 하루 2~4끼 정도 먹으며 먹는 시간대도 그때그때 다르다. 식사가 부실했다면 4끼도 먹고 포만감 있는 식사를 해서 배고프지 않다면 2끼만 먹기도 한다.

'시장이 반찬이다'라는 속담이 있다. 배가 고프면 무엇이나 맛있다는 말이다. 그런데 우리 아이들에게는 배가 고프지도 않은데 식사 때가 되면 밥을 먹인다. 식사와 식사 사이에는 간식도 먹인다. 성인뿐만 아니라 아이들도 배고프면 뭐든지 맛있다고 잘 먹게 되고 배고프지 않으면 조금 먹거나 안 먹으려 한다. 매번 식사 때마다 식판을 다 비우지 못했다고 못 먹는 아이가 아니라는 것이다.

나와 내 딸은 아침에 일어나면 우선 미지근한 물 한 잔을 먹는다. 그리고 한 시간 정도 지난 후 배고프다고 느껴지면 그때서야 아침식사를 한다. 아침은 부드러운 유동식으로 퀴노아와 녹두가 들어간 채소 죽과 비트 스무디 한 잔, 계란 반숙 1~2개 정도면 충분하다. 학교를 가는 날 아침이면 일어나자마자 아침을 먹을 때도 있지만 먹고 싶지 않을 때도 있다. 전날 잘 먹어 배고프지 않아서 아침을 거르고 싶은 날은 굳이 먹이지 않아도 좋다. 아침 한 번 적게 먹었다고 성장이 느려지는 것도 아니고 점심과 저녁으로 하루 동안 필요한 만큼을 내 몸이 알아서 찾아 먹게 된다.

식사 사이에 간식을 먹게 되면 저녁을 안 먹으려는 아이들도 있다. 간식은 과일이나 견과류, 스무디 한 잔 정도로 간단한 것이어야 한다. 간식으로 기름진 튀김이나 소화가 안 되는 빵을 주고 몇 시간 안 돼서 밥을 먹으라 하면 당연히 안 먹게 된다. 점심이 부실했거나 활동량이 많아서 간단한 간식만으로 허기질 때는 그냥 식사를 하는 것이 더 좋다. 김에 밥과 채소를 말아 김밥을 만들어 미역국이나 반찬과 함께 챙겨주는 것이다. 배고픔, 배부름이라는 아이의 감각을 살려주는 것이 잘 먹는 아이를 만드는 방법이다.

집안에서 간식을 치워라

현대사회는 먹거리가 풍부하다 못해 넘쳐흐른다. 먹지도 못하고 버리는 음식쓰레기가 엄청나다. 아이들이 잘 안 먹고 반찬투정을 부리면 어른들은 예전에는 없어서 못 먹었는데 먹을 것이 지천에 널려 있으니 호강에 겨워서 그런다 하신다. 냉장고와 냉동고, 식품 창고까지 음식이 꽉꽉 들어차 있다. 문만 열어도 음식이 와르르 나온다. 밥을 먹지 않아도 선택할 수 있는 먹거리가 많은 것이다.

아이의 건강을 위해서는 집안에 있는 주전부리 간식부터 치워야 한다. 아이가 칭얼대거나 지친 육아에서 잠시 쉴 타이밍을 찾을 때 달달한 사탕과 과자만 한 것이 없다. 그런데 달달한 간식이 밥을 멀리하게 만든다. 아이들은 달지도 짭짤하지도 않은 밥과 반찬보다 더 맛있는 것이 집안에 가득 있으니 맛없는 밥과 반찬을 조금만 먹고 기다리면 맛있는 간식이 온다는 것을 알고 있다. 잘 안 먹고 입이 짧은 아이들이 있는 집은 잘 먹는 것만 봐도 흐뭇하다. 내 딸도 입이 엄청 짧았고 몇 숟가락 먹고 배부르다고 했다. 햄을 너무 좋아해서 햄만 있으면 배불러도 밥 두 그릇을 먹었다. 그러다 보니 가족들은 애가 먹겠다고 하면 햄이든 뭐든지 먹여서 밥을 먹이려고 했다.

TV 방송에서 어떤 키가 큰 연예인이 나와서 "키 크기 위해선 아무거나 무엇이든 많이 먹어라."라고 하는 것을 들었다. 나는 반대다. 햄은 1군 발암물질 중 하나다. 햄을 주는 것은 담배 한 대 피우라고 주는 것과 같다. 아침대용이나 간식으로 먹이는 우유에 말아먹는 시리얼 또한 그 안에는 당이 엄청나게 들어 있다. 이것들을 먹으면 분명 살도 찌고 키도 큰다. 하지만 염증도 질환도 같이 큰다는 것을 알아야 한다.

잘 먹는 아이란 가공식품이나 과자 등 아무거나 잘 먹는 아이가 아닌 채소와 나물이 있는 주식의 밥을 잘 먹는 아이를 말한다. 잘 먹이려는 이유는 단순히 키를 키우는 것이 아닌, 면역력을 높여 건강하게 키우고자 함이다. 햄과 우유, 시리얼은 키를 키우는 먹거리가 아닌 살을 찌우고 면역력을 떨어뜨리는 먹거리다. 잘 먹는다고 해서 주면 안 된다. 아이 면역력을 키우려고 홍삼 파우치를 먹이고, 철마다 한약을 해 먹이는데, 가장 선행되어야 할 것은 먹지 말아야 할 것을 주지 않는 것이다.

어린이 음료, 아이스크림, 우유, 햄, 냉동식품, 라면, 과자를 주면서 면역력을 높이고 싶다는 건 욕심이다. 이런 음식들이 아토피, 집중력 장애, 폭력성, 성조숙증, 갑상선 호르몬 이상 등과 같은 증상을 만들고 있다. 현재 우리 아이에게 이런 증상들이 나오지 않은 것을 다행이라 생각하겠지만, 앞으로 1~2년 안에 내 아이의 질환이 될 수 있다. 내 아이를 사랑한다면 지금 당장 집에 있는 가짜 음식을 갖다 버려야 한다. 집안 간식을 달달한 과자나 사탕이 아닌 고구마, 과일, 블루베리와 바나나로 만든 아이스크림으로 채워보자.

맛있는 반찬을 만들어줘라

아이들의 입맛은 어른보다도 더 정확하다. 맛있는 음식과 맛없는 음식을 정확히 안다. 이 조그마한 아이가 뭘 알까? 엄마가 해준 음식이 전부일 텐데 하겠지만, 아이들의 미각은 순수하고 예민하다.

내가 어릴 땐 아이들 반찬이라는 것이 따로 있지 않았다. 어른들의 반찬인 나물 반찬에 김치, 젓갈류가 전부였고 계란 프라이가 올라오면 우리 삼남매는 계란만 먹어대니 엄마는 내게 평생 먹을 수 있게 양계장에 시집보내야겠다고 했었다. 건강한 음식은 맛없을 거라는 편견에서 벗어나야 한다. 엄마가 먹어봐서 맛있으면 아이들도 맛있다. 너무 저염식으로 만들거나 또는 너무 당분이 없게 하면 맛이 없기 때문에 아이들도 먹지 않는다. 과자나 당 음료에 길들여진 아이에게 싱거운 음식이 맛이 있을 리가 없다. 좋은 천일염과 유기농 설탕, 한식 간장으로 간을 해서 반찬을 맛있게 만들어준다면 안 먹을 수 없을 것이다.

딸의 식습관을 잡아보겠다고 식사시간을 30분으로 제한해보기도 하고, "밥이랑 반찬이랑 같이 먹어야 맛있어."라고 꼬여 먹여보고 "그냥 열 번만 씹고 삼키면 돼."라고 하는 등 별별 수를 다해봤지만 아이의 성향은 바뀌지 않았다. 강압적인 환경을 만든다면 할 수야 있겠지만, 그렇게는 하고 싶지 않았다. 이렇게 저렇게 안내는 할 수 있지만, 강제적으로 해서 식사 때마다 불안하고 즐겁지 않은 시간을 만들어주고 싶진 않았다. 우리는 맛있게 즐겨먹던 음식도 한번 체하거나 토하는 등의 힘든 경험을 하게 되면 그 음식에 대한 트라우마가 생긴다. 그러니 아이에게 음식은 조심스럽게 적응시켜야 한다.

산낙지는 외국인들이 기겁하는 음식 중 하나지만 내 딸은 산낙지를 기가 막히게 잘 먹는다. 꼭꼭 씹어가며 그 맛을 즐긴다. 부모가 아무렇지 않게 해산물을 식탁에 올리고 먹여왔던 것이 골고루 잘 먹는 아이로 만든 것이다. 부모의 식탁부터 신선한 채소로 가득 채우고 맛있게 먹는 것을 보여주는 것만으로도 첫 식재료에 대한 경계를 풀 수 있다. 백 마디 말보다 행동으로 보여주고 행하는 것이 교육이다. 햄을 좋아하는 부모 안에서 햄을 좋아하는 아이가 나온다. 당장 식탁 위를 가공식품보다 신선한 당근, 파프리카, 양배추, 과일로 채워보는 것이 어떨까?

오늘은 무슨 반찬일까? 주방에서 나오는 좋은 냄새에 기분이 좋아지고 식사시간이 기다려지는 아이는 음식의 맛도 음미하며 잘 먹게 된다. 잘 먹는 아이란 식사시간이 즐거운 아이일 것이다.

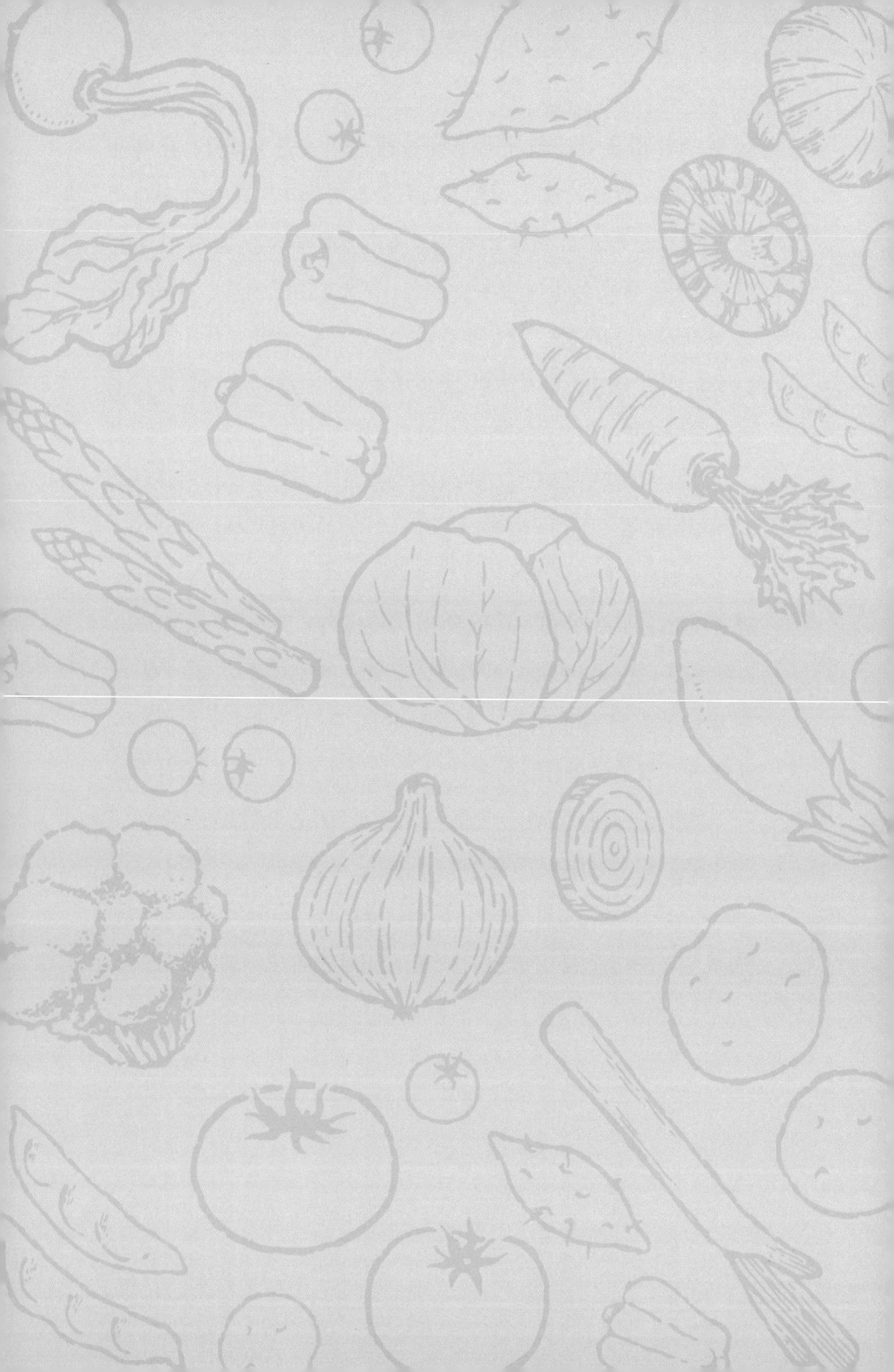

PART 4.
몸속의 찌든 독소를 배출하는 식습관

01 독소가 보내는 신호를 무시하지 말자

건강을 체크하는 기본은 매일 체중을 재는 것에서 시작한다. 체중은 아침에 일어나 화장실을 다녀온 후 매일 일정한 시간에 하루에 한 번만 잰다. 한 달 정도 꾸준히 몸무게를 재다 보면 체중의 변화가 보이고 체중이 내가 먹은 음식과 관련이 깊다는 것을 바로 알 수 있다. 적정 체중을 가진 사람은 그 체중이 유지되고 있는가를 보아야 하고, 과체중인 분은 체중을 재면서 최소한 더 이상 늘어나지 않기 위해 주의해야 한다. 당연히 과식을 줄이고 야식을 피하는 노력을 해야 한다.

야식을 한 날이면 여지없이 숫자가 늘어 있다. 한순간 방심하면 가짜 음식이 나의 체중을 높여버린다. 체중을 재는 것을 두려워하거나 부담을 느낀다면 내가 무엇을 두려워하는지를 알아야 한다. 몸무게가 느는 것이 두려운지, 지금 나의 모습을 자각하게 되는 것이 두려운지를 말이다. 두려움과 대면해야만 과체중의 현실에서 벗어날 수 있다.

여기서 한발 더 나아가 한 달에 한 번이라도 인바디 체크를 해보기를 권한다. 헬스장이나 주민센터에서도 가능하지만 집에서도 쉽게 인바디를 잴 수 있다. 체중계에 올라감과 동시에 내 휴대폰 앱으로 인바디 정보가 저장된다. 몸무게, BMI, 체지방률, 제지방 체중, 피하지방, 내장 지방 지수, 체내 수분량, 근육량, 골격근량, 골질량, 단백질, 기초대사량이 표시되어 나온다. 비만도도 체크되어 이 모든 수치가 헬스장에서 잰 것과 흡사할 정도로 정확도가 높다.

몸속 조직, 혈액, 뼈 등 모든 곳에 필요한 수분인 체수분이 부족하면 소화불량, 피로감과 무기력감, 수면장애, 체온 조절 이상이 올 수 있다. 단백질은 우리 몸의 면역체계 안에 있는 모든 화합물을 만드는 필수 영양소이자 근육, 피부, 호르몬 구성성분이기 때문에 신체에 다양한 영향을 미친다. 단백질이 부족하면 근육 손실이 되면서 몸에 힘이 없고 피로감이 증가한다. 바이러스나 세균에 대항하는 항체 또한 구성성분이 단백질이다. 우리 뇌의 연료가 되는 단백질이 부족하면 집중력이 저하되며 우울감이 증가된다. 단백질의 구성성분인 아미노산은 세로토닌과 도파민 호르몬의 생성을 도와 기분을 좋게 해준다.

다이어트의 실패 요인 중 하나가 단백질이 부족한 식사다. 이것이 더욱 허기지게 하고 기름지고 단 음식을 더 찾게 만든다는 것이다. 모발은 대부분 케라틴이라는 단백질로 구성되어 있는데, 단백질 부족은 거친 피부를 만들고 손톱 또한 약해지게 한다.

노인에게 가장 중요한 것이 근육량이다. 근육은 활발하게 움직이기 위한 것뿐만 아니라 수명과 치매에도 관련이 깊다. 체수분은 물만으로는 채워지지 않는다. 비타민과 미네랄을 같이 먹어야 수분을 채울 수 있다. 또한 체수분이 너무 과잉이어도 안 된다. 과잉일 때는 좋은 소금을 조금 섭취해서 수분 평형을 맞추는 것이 좋다. 단백질 비율을 높이기 위해선 동물성 단백질에만 의존하지 말고 식물성 단백질인 콩이나 스피루나 같은 흡수가 잘되는 단백질의 원료를 넣어주는 방법도 있다. 근육량을 높이기 위해선 근력 운동을 해주어야 한다.

이같이 체중, 인바디만 쟀을 뿐인데 신체 밸런스가 안 맞는 부분들이 눈에 들어온다. 이를 통해 균형을 찾는 방법을 실행해본다. 우리 몸의 밸런스가 안 맞는다는 것은 신체가 우리에게 보내는 적신호다. 아침마다 침대에서 쉽게 일어나지 못하는 만성피로, 매일같이 가스 활명수를 찾게 하는 소화불량을 쉽게 보지 말자!

02 자기도 모르게 들어오는 외독소, 몸 안에서 만들어지는 내독소

뱀 중에 독사는 독을 가지고 태어난다. 먹잇감을 만나면 독사의 독이 이빨에 전달되어 먹잇감을 죽이면서 사냥에 성공한다. 생존 본능이다. 인간인 우리도 독을 가지고 태어난다. 그런데 뱀과 다르게 이 독이 나를 죽인다. '나는 독소가 없어'라고 자신 있게 말할 수 있는 사람이 있을까? 우리는 알게 모르게 매일같이 독소에 노출되어 있다. 숨을 쉬면 들어오는 산소로 인한 활성산소, 인스턴트, 가공식품에 의한 독소, 화장품, 세제, 샴푸, 비누, 일회용 용기 등에 있는 환경호르몬들의 독소가 차곡차곡 축적되고 있다.

독소란?

식물이나 동물 안에서 생성되는 독성 물질을 말한다. 독소는 인체의 정상적인 생리기능을 방해하여 세포의 기능에 영향을 주는 물질이다. 독소가 인체에 쌓이게 되면 피로감을 많이 느끼고 면역력이 약해져서 여러 가지 질병에 쉽게 노출된다. 독소는 크게 내독소(endotoxin)와 외독소(exotoxin)로 나누어진다.

내독소인 체내에서 발생하는 독소는 정상적인 세포 활동에서 배출되는 노폐물이다. 호흡을 하면서 들어온 산소는 탄수화물과 지방을 태우고 분해하여 에너지를 만든다. 하지만 남은 산소는 돌연변이를 일으켜 활성산소가 되어 내독소가 된다. 장내 균총의 불균형으로 유해균이 만드는 독소인 가스, 내가 가진 염증 인자 등이 내독소에 속한다.

외독소는 외부에서 들어오는 인공 독소들이다. 상피세포인 피부를 통해 유입되는 독소는 얼굴에 바르는 화장품, 머리에 직접 바르는 헤어제품, 땀 냄새 제거를 위한 데오드란트, 세탁세제, 공기 속 미세먼지, 모기약과 같은 살충제들이다. 헤어스프레이를 뿌리면 이를 코로 들이마시게 되는데 이는 간접흡연보다 나쁠 수 있다. 질 세정제, 피임약, 생리대, 합성 계면활성제로 만든 치약, 구강세정제, 샴푸, 염색약, 향수, 새 옷에서 나오는 화학성분들, 저가의 플라스틱 신발, 세탁소에서 드라이클리닝할 때 사용되는 화학물질의 독소들이 체내에 차곡차곡 쌓이게 된다.

바깥공기보다 실내 공기 오염이 더 심각하다고 한다. 가구를 만드는 페인트와 단열재, 바닥재, 석면과 납, PVC 제품, 표백제, 식품첨가물, 가공식품에 들어 있는 성분들이 독소다. 고혈압이나 당뇨가 있으신 분들이 매일같이 복용하는 약물이 갖는 독소도 있다. 약물도 음식처럼 장을 통해 흡수되며 이때 약의 독소 물질이 흡수된다. 그 외에 바이러스, 세균, 미세먼지, 중금속 등 수많은 독소들이 내 앞에 있다. 우리는 독소가 가득한 사회에 산다고 해도 될 정도로 속속들이 들어와 있다. 단순히 가공식품 덜 먹고, 환경을 바꾼다고 해서 독소 없는 생활을 할 수가 없다. 건강염려증 환자에서 진짜 환자가 되어간다. 가히 현대사회는 독소와의 전쟁 중이라 할 수 있다.

03　　　　　잘못된 조리법이
　　　　　　　　만든 독소

우리가 알고 있는 조리법 중에는 잘못 알고 있는 것들이 많다. 좋은 유기농 식재료를 가지고도 조리법에 따라 득이 될 수도 있고 독이 될 수도 있다.

후추는 고온조리 시 발암물질 덩어리!

각종 음식에서 잡내를 제거할 때 사용하는 향신료인 후추는 설렁탕이나 콩나물국을 먹을 때, 카레 만들 때, 고기를 구울 때 사용한다. 특히 카레를 먹을 때 후추를 뿌리는 이유는 이것이 항암, 항염 효과가 좋은 커큐민의 흡수를 도와주기 때문이다. 하지만 후추에 열이 가해지면 아크릴아마이드 발암물질이 10배나 높아진다. 따라서 후추는 카레를 다 만들고 나서 먹기 직전에 뿌리며, 소고기 등 육류를 굽거나 삶을 때에도 후추를 미리 넣지 않고 조리가 끝나고 먹기 전에 뿌리는 것이 바람직하다. 정상세포는 죽이지 않고 특정 암세포만 골라 죽일 수 있는 새로운 항암 물질이 있다고 할 정도로 좋은 후추. 하지만 잘못된 고온 조리 시 발암물질로 변하니 주의하자!

감자는 고온에 구우면 독이 된다?

감자는 칼로리가 낮고 포만감이 높으며 소화가 잘되기에 대표적인 다이어트 식품으로 꼽힌다. '땅 속의 사과'라고 불리는 감자는 사과보다 3배 많은 비타민 C를 함유하고 있어 피부미용에도 탁월하다. 또한 철분이 풍부하게 함유돼 빈혈을 예방하고 증상이 호전되는 데 도움을 준다. 그밖에도 감자에는 칼륨이 함유돼 체내 나트륨을 몸 밖으로 배출하는 효과가 있다. 칼륨은 체내에 과잉 섭취된 나트륨과 서로 충돌 작용을 일으켜 나트륨 작용을 억제시키며 몸 밖으로 배출시킨다. 감자는 알칼리성 음식으로 산성화된 몸을 중화시키는 효과도 있다. 영양이 많은 감자로는 감자조림, 감잣국, 감자튀김, 감자전을 만들며, 된장국이나 볶음밥을 할 때도 필수적으로 사용될 정도로 집에 꼭 있어야 하는 식재료다.

하지만 감자를 저온이 아닌 고온에서 구우면 아크릴아마이드 발암물질이 80배 이상 증가한다. 감자 속에 있는 아스파라긴산과 포도당의 화학반응으로 아크릴아마이드가 생성된다. 탄수화물 함량이 많고 단백질 함량이 적은 감자와 고구마 같은 곡류는 섭씨 120도 이상의 고온으로 조리 시 아크릴아마이드가 생성되는데, 감자튀김을 할 때 온도는 섭씨 160도이고, 오븐 온도는 섭씨 200도 정도이니 이 음식은 발암물질인 독을 먹는 것이나 마찬가지다.

하지만 감자 조리 시 60도 물에 45분간 담가두면 아크릴아마이드 생성이 85% 이하로 감소된다. 그러니 감자 조리할 때는 저온으로 쪄야 한다. 그리고 감자는 냉장 보관하면 아크릴아마이드 생성이 증가하니 반드시 실온에 보관한다. 먹을 것도 풍족한데 아이들에게만은 감자튀김, 감자과자는 절대 먹이지 말자. 아이들에게 발암물질 주고 싶은 부모는 없을 것이다.

로스팅 커피에 발암물질 경고문 부착?

전 세계 커피시장의 매출이 9,800조로, 석유시장 다음으로 커피 매출은 엄청난 소비시장을 형성하고 있다고 한다. 한국에서도 커피시장의 매출액은 상당해서, 밥보다 더 많이 마신다는 커피다. 코로나19로 바깥 커피전문점에 나가지 못하게 되자 커피 애호가들은 가정에서 커피를 즐기기 위해 커피머신, 캡슐커피, 드립 커피용품 등을 구입하는 등 커피 품목 배송이 늘어나고 있다. 그만큼 커피를 즐기는 사람들이 많다는 것이다.

2018년 3월 미국 캘리포니아주 법원에서는, 커피를 로스팅하는 과정에서 발생하는 발암물질인 아크릴아마이드가 우리 인체에 암을 발생시킬 수 있다며 커피 잔에 발암물질 경고를 부착해야 한다는 결정을 내렸다. 재판 과정에서 커피회사 측은 화학물질이 매우 소량이기 때문에 해가 되지 않는다고 주장했다. 그러나 담당 판사는 태아, 영아, 아동 그리고 성인에게까지 위험을 줄 수 있다는 데 대해 명백한 반증을 제시하지 못했다는 이유로 커피 회사 측 주장을 받아들이지 않았다. 그러나 2019년 6월 3일 캘리포니아 환경보건평가국(Office of environmental Health Hazard Assesement)은 커피와 심각한 발암 위험은 아무런 연관이 없는 것으로 결론을 내리고 발암 경고문을 부착해야 하는 법적 요건에서 커피를 공식적으로 제외했다. 2019년 10월 1일부터 시행되고 있는 캘리포니아 주의 규정에서는 "커피를 로스팅하는 과정 또는 커피를 추출하는 과정에서 야기되거나 본질적으로 내재되어 있는 커피 속 화학물질에 노출된다고 하여 중대한 발암 위험이 있는 것은 아니다"라고까지 명시했다. 캘리포니아 주의 법 규정 개정으로 커피에 발암 경고문을 부착하라는 법원 판결은 그 의미를 잃게 되었다.

지금은 캘리포니아 주를 비롯한 세계 어디에서도 커피에 발암 경고문을 부착하는 곳이 없다. 입증을 하지 못했기에 경고문 없이 유통되고 있다. 스타벅스 전 세계 매출이 33조에 이르고 있으며 그 외 다른 커피메이커들의 매출까지 합치면 9,800조라는 매출을 발생시키고 있다고 한다. 담배가 유해한 것을 알지만 생산을 안 하진 않는다. 경고문을 붙인 상태로 버젓이 팔리고 있다. 아크릴아마이드가 함유된 커피에 경고문이 부착되진 않았지만 많이 마셨을 때 암을 유발할 수 있다는 것을 알아야 한다. 담배를 여성과 어린이에게 주지 않는 것처럼 고온에서 로스팅한 아크릴아마이드가 함유된 커피는 너무 많이 마시지 않는 것이 현명하겠다.

고기를 구울 때 나오는 발암물질 벤조피렌

식사에 빠지지 않는 것이 육류이다. 그중 가장 인기 있는 삼겹살. 노릇노릇 잘 구워진 삼겹살은 외국인도 선호할 정도로 맛있다. 나 또한 캠핑하면서 숯불에 구워 먹는 숯 향이 밴 숯불고기를 좋아한다. 예전에 즐겨하던 외식 메뉴 중 하나가 숯불갈비였다. 그런데 고기를 구울 때 1군 발암물질 '벤조피렌'이 나온다는 것을 알고 있는가? 벤조피렌은 화석 연료 등의 불완전 연소 과정에서 생성되며 인체에 축적될 경우 각종 암을 유발하고 돌연변이를 일으킬 수 있는 환경호르몬이다. 현재 국제암연구소에서 인체 1군 발암물질로 분류하고 있는데, 숯불에 구운 고기 등 가열해서 검게 탄 식품, 담배 연기, 자동차 배기가스, 쓰레기 소각장 연기 등에 벤조피렌이 포함되어 있다.

육류 등의 식품이 불꽃에 직접 닿거나 검게 그을린 부위에서 벤조피렌이 발생한다. 벤조피렌은 굽기, 튀기기, 볶기 등 식품을 조리하는 과정에서 생성되는 경우가 많은데, 벤조피렌이 인체에 계속 쌓이게 되면 각종 암 발생 위험이 높아진다. 벤조피렌은 환경호르몬으로서 내분비계 장애를 유발할 수 있으며, 여성들의 자궁질환, 생리통, 성조숙증 등의 원인이 될 수 있다고 한다. 벤조피렌은 체내에 쌓였을 경우 잔류

기간도 길고 독성도 강하다. 연기에 노출되는 것만으로도 유해물질이 체내에 흡수될 수 있다.

안 먹으면 되지 하겠지만, 그러다간 다 못 먹을 음식일 것 같다. 삼겹살, 숯불갈비 안 먹으면서 살 순 없기에 줄일 수 있는 방법을 제안한다. 첫 번째, 자주 먹지 않는 것이다. 그리고 당 독소를 만드는 조리법인 높은 압력, 장시간 고온의 조리법이 아닌 저수분 저온 요리법으로 보쌈을 즐기면 된다. 두 번째, 고기를 먹을 때 양파, 상추와 함께 먹으면 발암물질이 40%나 감소한다고 한다. 고기 먹으러 가기 전에 토마토 보양숙을 먹어주는 것도 벤조피렌을 중화시키는 한 가지 방법이다.

'벤조피렌'이 초과 검출된 일부 들기름과 참기름

2018년 마트에서 팔고 있는 일부 들기름과 참기름에서 1군 발암물질인 벤조피렌이 초과 검출되어 이를 회수한 일이 있었다. 아직 개봉도 하지 않은 기름에서 발암물질 벤조피렌이 검출된 것이다. 고온에서 빨리 볶아낸 참기름은 기름이 많이 나오고, 고소한 향이 진하고 색도 진하다. 하지만 고온으로 볶을수록 영양성분은 파괴되어 없고, 고온에서 볶았기에 벤조피렌이 나올 수밖에 없다. 기름 유는 몸 안에 빠르게 흡수된다. 음식점과 반찬가게에서 사용하는 대부분이 중국산의 저가 참기름이다. 집에서만큼은 국산 깨를 사용하고 저온 압착 제조방식의 참기름을 선택하자.

우리는 흔히 미역국을 끓일 때 달궈진 냄비에 참기름을 두르고 불린 미역을 넣고 볶아준다. 이때 높은 온도를 만난 참기름에선 벤조피렌이 나온다. 벤조피렌은 식품을 고온에서 조리하는 과정에서 탄수화물, 단백질 등이 불완전 연소하면서 발생하는 것으로, 국제암연구소(IRAC)가 지정한 1군 발암물질이다. 그럼에도 유명 요리사들의 레시피에도 미역국 끓이는 법이 다 이렇게 나와 있어서 안타깝다. 참기름은 발연점(기름이 타기 시작하는 온도)이 160~170도다. 특히 참기름은 온도에 상관없이 가열시간이 길어지면 1급 발암물질인 벤조피렌이 발생한다. 좋은 기름을 선택했음에도, 잘못된 조리 방법으로 벤조피렌을 먹고 있는 것이다. 발연점이 낮은 참기름과 들기름은 낮은 온도로 볶거나 가열이 끝난 후 무침에 사용하며 음식을 마무리할 때 사용하는 것을 권장한다.

발연점이 낮은 들기름, 참기름 보관법

들기름에 함유되어 있는 오메가3 지방산이 공기 중에 노출될 경우 쉽게 변질되기 때문에 작은 병으로 구입하고 냉장고에 저온 저장해야 하며, 개봉 후 1~2개월 이내 섭취를 권장한다. 만약 오래 보관하고 싶다면 참기름과 들기름을 2 대 8 비율로 섞어주면 영양소가 보충될 뿐 아니라 풍미도 높아지고 보관 기간도 늘릴 수 있다.

- ✚ 참기름에는 리그난이라는 강력한 항산화 물질이 함유되어 있어 들기름보다 더 오래 보관할 수 있는데, 냉장 보관이 아닌 햇빛에 노출되지 않는 서늘한 곳에서 상온 보관한다.
- ✚ 들기름은 냉장 보관, 참기름은 실온 보관, 헷갈린다면 둘 다 냉장 보관하면 되겠다. 유통기한은 보통 6개월이지만 개봉 후 3개월 안으로 소비하는 것이 가장 좋다.

04

해독 기관인 간

　인간은 수많은 시간 속에 진화해왔고, 현인류와 비슷한 모습을 갖기 시작한 때부터 호모 사피엔스로 불린다. 수많은 진화의 시간 속에서도 인간의 신체는 눈이 2개, 입이 1개, 팔이 2개로 겉모습은 변화된 것이 없다. 하지만 살고 있는 환경은 너무나도 많이 변했다. 몸은 그대로인데 숲이 아닌 도시생활을 하며, 열매와 채집한 자연 음식이 아닌 가공된 음식을 먹는 것으로 달라졌다. 그런데 변화하지 않은 내 간과 소화기관은 가공된 햄과 소시지를 알지 못한다. 아이스크림이 무엇인지도 모른다. 그러니 간과 신장이 분해도 소화도 흡수도 배출도 하지 못하는 것들은 인체를 떠돌다가 가장 약한 장기에 쌓여 질병을 만든다.

　대학 친구 중에 간 2개라고 불리는 여자 동기가 있었다. 같이 술을 마셔도 끄떡없고 다음날 어떠한 숙취도 없을 정도로 간의 해독력이 좋아서 지어진 별명이다. 하지만 실질적으로 간이 2개이진 않다.

우리 장기 중에서 가장 중요한 장기는 간과 신장이다. 간은 1.2~1.5kg 정도의 무게로 우리 몸에서 가장 큰 장기에 해당하며 그만큼 할 일도 많다. 인체의 화학공장이라고 불리며 여러 가지 일을 하고 있지만 제일 중요한 것은 해독 역할이다. 간은 1차 해독 기관으로 전체 해독의 75% 정도를 담당하고 있다. 각종 약물이나 술 그리고 입으로 들어오는 음식물 등 외부에서 들어오는 외독소와 내독소까지 해독해야 하는, 열일을 하는 장기다. 간은 70% 정도까지 손상이 와도 통증이나 자각증상이 없다. 간에 손상이 와서 간염, 간경화, 간암이 될 정도로 간의 기능이 떨어지면 인체의 모든 기능도 떨어지게 된다. 그러므로 간에 이상이 생기기 전에 간을 잘 사랑해줘야 한다.

우리는 매일 간을 혹사시키고 있지 않은지 생각해보아야 한다. 지금 우리가 다루고 있는 독소는 비소처럼 바로 사망으로 가게 하는 독극물이 아니다. 매일 먹는 가짜 음식과 조리도구의 중금속, 코로 흡입하는 미세먼지들, 그리고 처리하지 않고 쌓여 있는 스트레스와 활성산소가 천천히 10년, 20년에 걸쳐 사망에 이르게 하는 독약이다. 그러므로 독소를 많이 넣어서 할 일이 너무 많아져 간이 뻗어버리게 하지 말아야 한다.

알게 모르게 들어오는 그 많은 독소를 제거하는 간은 2개로 진화되지 않았다. 그렇다면 환경을 바꿔 원시인처럼 살아야 한다는 것인가? 아니면 변함없이 예전처럼 살면서 독소가 쌓여 질환과 질병으로 죽어야 하는 것인가? 내가 할 수 있는 일은 하고 할 수 없는 환경은 무시하는 것이 아니라 현대사회의 진화에 맞게 우리도 독소가 가득한 무자비한 환경에 맞게 진화해야 한다. 마스크는 필수이며 실내 환기에 공기청정기를 사용하며 가정에서 독소가 되는 물건은 없애준다. 대도시에서 나오는 찌든 독소를 빼기 위해 피톤치드를 얻기 위한 산림욕을 하며, 간을 보호하기 위해 몸 안에 해독 스무디와 채소를 넣어준다. 소비의 중심은 신선한 식재료와 음식으로 채워져야 할 것이다. 가공식품을 넣어주는 것은 간을 더 망가트리는 행동이고 좋은 음식은 분명히 좋은 영양분이 된다.

집안의 공기청정기 필터는 주기적으로 바꿔줘야 한다. 먼지 쌓인 필터는 제 기능을 하지 못하고 공기 중에 먼지만 더 날리게 한다. 이와 같이 간이 손상되었다면 아무리 좋은 음식을 넣어줘도 제대로 독소를 제거하지 못한다. 필터링이 안 되고 남겨진 독소는 내 몸 안에 쌓여서 염증과 질환을 만들어낸다. 그러니 간의 필터도 바꿔주어야 한다. 그렇다고 간을 빼서 교체할 수는 없다. 간의 필터를 교체하는 유일한 방법은 해독으로 간을 쉬게 하는 것뿐이다.

05

독소가 쌓여서 오는 질환

현대인이라면 누구나 접하게 되는 독소. 세포에 독소가 가득 차면 세포 외기질을 통한 물질정보전달이 차단돼 세포의 신진대사, 개별기능이 저하되고 세포가 병들어서 자가면역질환이나 호르몬 분비 저하, 신경계 교란이 일어난다. 우리 인체는 자가 치유시스템을 갖추고 있지만, 지속적으로 유해환경에 노출되어 노폐물, 활성산소, 염증 유발물질 등 신체 독소와 분노, 스트레스 같은 마음의 독소가 누적되는데 이를 해소하지 못하면 만성질환으로 가게 된다.

독소가 배출되지 않고 쌓이게 되면 모든 병의 원인이 되며 이로 인해 나타나는 질환도 다양하다. 간에 쌓이면 간질환, 간암 등 간장 질환의 원인이 되고 혈관에 쌓이면 뇌경색, 노인성 치매, 심부전 등 심혈관계 질환의 원인이 된다. 독소가 신호 전달물질인 호르몬의 신호를 방해하고 호르몬 분비 세포를 망가트려 호르몬 이상을 오게 해 생리통, 생리불순, 습관성 유산, 난임, 갑상선 질환의 원인이 된다. 피부에 쌓이게 되면 여드름, 아토피, 건선 등 피부질환의 원인이 된다. 건선의 원인은 체내에 과잉된 독소 때문인데 세포 대사 이상으로 인한 것이다. 독소에 의한 질병은 소화불량, 사라지지 않는 만성 두통, 요통, 몸에서 내뿜는 냄새, 구취와 암냄새, 알레르기, 우울증, 집중력 감소, 소파와 한 몸 되는 만성피로, 물만 먹어도 살이 찌는 비만, 잦은 감기, 고혈압, 신장결석, 변비 등 종류가 많다.

변비를 가볍게 보지 말자: 변비는 질환이다

아이가 유치원에 들어가기 전인 다섯 살 봄까지 가정보육을 했다. 당시 어린이집에서 말 못하는 아이를 학대하고 폭행한 것이 이슈가 되고 있었고, 어린이집, 유치원의 CCTV 카메라가 공개되던 시기였다. 하던 일을 그만두고 가정주부의 길로 들어서 아이가 중심이었던 때라 자연스레 집에서 아이를 끼고 살았다. 딸은 2.23kg으로 작게 태어났지만 다행히 병원 입원도 없었고, 잔병치레 없이 잘 자라주었다. 흔한 감기도 없었기에 '내가 잘 먹여서 키우고 있구나. 역시 난 좋은 엄마야'라고 생각했다.

그런데 다섯 살에 유치원을 다니고서부터 시작된 감기는 2주 동안 약을 열심히 먹이면 나을 만하다 일주일 있다가 다시 걸리기를 반복했다. 잘 키우기 위해 먹이는 밥이 약을 먹기 위해 먹이는 밥이 되는 꼴이었다. 감기가 길어지니 비염이 생기고 비염약과 독한 항생제로 밥맛이 더 없어졌다. 입이 짧은 아이가 더 안 먹으려 들었다. 1년을 감기 바이러스와 싸우면서 내성을 키우는 시기를 보냈다. 감기를 달고 사는 시기는 누구에게나 있지만, 기관에 일찍 노출되면 바이러스와 싸우며 약을 먹는 시기가 빨라진다. 거의 1년 동안을 소아과 선생님과 절친이 될 정도로 매일 보았다. 그러다 여섯 살이 되면서는 드문드문 감기 걸리는 것이 적응이 되어가는 것 같았다. 병원만 안 가도, 약만 안 먹여도 살 것 같았다.

그러다 여섯 살 봄, 열이 38.6~39도로 오르는데 독감도 아니고, 구내염도 장염, 중이염도 아니었다. 해열제를 먹여도 열이 잘 잡히지 않아서 다른 해열제로 바꿔봤으나 소용이 없었다. 그렇게 이유를 알 수 없는 고열로 일주일을 보냈다. 병원에서 처방받은 약은 해열제와 소화제, 유산균제가 전부였다. 2주가 다 돼가니 왜 열이 올랐었는지도 모르게 어느 틈에 열이 잡히더니 말짱하게 언제 아팠냐는 듯이 뛰놀기 시작했다. 그러다 여섯 살 가을에 또 고열이 왔다. 감기가 왔나 보다 생각했지만 목이 조금 부었을 뿐 일주일씩 열이 나는 이유를 찾지 못했다. 그렇게 또 원인을 알지 못하고 열이 잡혔다.

그리고 여섯 살 겨울, 3개월 만에 다시 고열이다. 이젠 안 되겠다 싶어서 대학병원에서 진찰을 받았지만, 열이 오를 만큼 염증 수치가 높은 곳을 찾을 수가 없었다. 우리가 알지 못하는 바이러스가 많은데 원인은 바이러스의 일종인 것 같다고 했다. 15일 이상 열이 나야지만 혈액검사가 이뤄진다 하며 백혈병일 수도 있다는 얘기를 했다. 이 말을 듣고 나서 제정신이 아닌 보름간의 시간을 보냈다. 그러다 딱 15일째 열이 잡혔다. 이번에도 원인을 모르고 지나갔다. 원인을 알 수 없는 반복되는 고열. 나는 다시 되감기를 해보기로 했다. 병원 갔을 때 처음 증상이 뭐였는지, 전조 증상이 있었는지, 열나기 전 어떤 음식을 먹었고, 누구를 만났고, 무엇을 했었는지 등등 세 번의 열이 났을 때의 모든 상황을 되감아가며 적어봤다. 딱 하나의 공통점을 찾았다. 열이 나서 소아과에 처음 가면 선생님이 하시는 말이 "단순 감기네요. 3일 약 먹으면 괜찮아요. 배에 똥이 좀 찼네요"라는 것이었다. '배에 똥이 조금 찼다', "그래 맞아! 우리 딸이 변비가 있지!"

변비를 심각하게 생각하지 않았던 것은 내가 변비가 있어본 적이 없었고, 3~4일씩, 일주일씩 변을 보지 못해야만 변비로 문제가 있는 건 줄 알았기 때문이다. 매일 또는 이틀에 한 번씩 변을 봤기에 그리 문제가 될 줄 몰랐다. 여섯 살인 딸은 화장실 가기를 두려워했다. 단단한 토끼 똥만 누기도 하지만 아플 것 같아서 무서워서 힘도 못 주고 엄마 손을 잡고 20~30분을 끙끙거렸다. 유명한 유산균제, 아침 사과, 바나나, 고구마 안 먹여본 것이 없다. 그나마 고구마가 조금 좋기는 했다. 아무튼 '설마 배에 똥 좀 찼다고 이리 열이 날까?'라는 생각과 그럴 수도 있지 않을까란 생각이 들었다. 물을 잘 안 마시는 아이라서 과일과 유산균으로는 변비가 쉽사리 고쳐지지 않았다.

그러다 새해를 맞이해 대학 친구들과 신년회를 가졌다. 신년을 기회로 놀아보자는 것이다. 이젠 모두 아이 엄마가 되어버린 친구들은 아이를 챙기며 만나야 하니 모임도 자연스레 홈 파티가 되어버렸다. 여자들의 끊이지 않는 수다시간, 지금은 40대 아줌마가 되어버렸지만 언제나 함께하면 20대 대학시절로 돌아갔다. 대학 때 술 먹고 사고 친 이야기 등 추억 되새기기가 한창이었다. 그러다 자연스레 남편 이야기, 아이 이야기로 넘어갔다. 동네 엄마들과는 할 수 없는 나의 치부 아닌 치부, 고민도 친구들에겐 흉도 아니다. 그러나 우리 딸의 이유 없는 고열과 변비 이야기가 나왔고, 이걸 들은 음식과 영양을 미리 공부한 대학 친구가 조심스레 이야기해줬다. "언니, 비트 스무디라는 것이 있는데 찐 비트와 바나나에 레몬 짠 걸 넣고 믹서기에 갈아서 먹는 건데 한번 먹여봐. 비트가 섬유질이 많아서 변비에도 좋고, 바나나엔 장균의 균총을 맞춰주는 유익균의 먹이 프리바이오틱스가 많고, 레몬은 이뇨와 해독작용을 해. 이것 마시면 변비는 기본으로 없어지고, 고혈압에도 좋고, 지방간에도 좋고, 다이어트에도 좋고 간에도 좋아."

내 귀에는 변비라는 말만 들렸다. 한약도 양약도 아니고 채소 먹거리인데 한번 해보기로 했다. 바로 다음날 아침에 마트에 가서 비트와 잘 익은 바나나와 레몬을 사왔다. 아이는 일곱 살 1월 2일부터 비트 스무디를 마시기 시작했다. 처음부터 잘 먹었냐고? 이건 뭐냐고, 안 먹는다고, 색이 이상하다 하며 도망 다니는데 처음에는 간신히 한 숟가락을 먹였다. 반응이 "우웩, 맛없어, 안 먹어"였다. 그러는 것을 어르고 달래고, "엄마는 한 컵 먹는다. 봐라 음, 맛있는데" 해가며 그렇게 첫날 두 숟가락을 먹였다. 다음날 또 두 숟가락. 그렇게 일주일이 지나고 나니 자연스레 이제 100ml를 먹기 시작했다. 그리고 15일가량 지나니 변화가 나타났다. 화장실 가서 앉아서 힘주는 시간이 줄고, 토끼 똥이 긴 뱀 똥이 되어가더니 한 달 정도 되니 화장실 가자마자 30초도 안 돼서 "엄마, 닦아줘, 다 쌌어." 하며 불렀다. 손잡아달라고 부들부들 떨던 아이가 어디 간 건지, 똥만 잘 싸도 이리 예쁠 수가 없었다. 유산균제도 안 되었던 것을 비트 스무디로 해결했다.

지금 아홉 살, 3년간 열이 나본 적이 한 번도 없다. 감기 한 번도 걸리지 않았다. 먹거리와 우리 인체의 소화와 세포에 대해 공부하면서 변이 부패해 열을 낼 수 있고 질환을 만들 수 있다는 것을 알았다. 성인이나 아이나 변비는 면역력을 떨어트리는 요인이다. 대장은 유해균과 유익균이 균형을 이뤄야 한다. 온갖 질환은 변비와 설사 등 장균의 균총이 맞지 않아서 오는 경우가 많다. 장균은 아토피, 건선, LGS증후군, 심지어 뇌에까지 영향을 끼친다. 변비로 인해 살도 찌고 변비로 인해 얼굴에 뾰루지가 나온다. 부패된 독소가 빠지지 못해 나온 증상들이다. 변비를 쉽게 지나쳐서는 안 된다. 변비약으로 지금 당장은 해결할 수 있을지라도 더 큰 질환을 키우고 있는 것이다.

독소가 쌓였을 때 나타나는 증상이 변비다. 장내 노폐물이 쌓이면 속이 늘 더부룩하고 변비가 생기게 된다. 변을 배출하지 못하면 몸속에 독소가 축적되는 것이다.

"몸을 건강히 유지하는 것은 나무와 구름을 비롯한
우주의 모든 것에 대한 감사의 표시다."
_ 틱낫한

'잘 먹고 잘 자고 잘 싸면 장땡이다'라는 말이 있다. 변비의 원인은 배변습관, 운동부족 때문이기도 하지만, 가장 큰 이유는 수분과 섬유질을 포함한 음식 섭취의 감소다. 만성 변비로 식욕부진과 소화불량이 생길 수 있다. 약으로 변비를 고칠 수는 없다. 약이라는 반창고로 그 부분만 가렸다고 해결되는 것이 아니다. 왜 변비가 되었는지 원인을 찾아서 치유해야 한다. 내가 먹는 음식만이 답이라는 것을 아이를 통해 배웠다.

06　건강검진에서 살피는 독소 체크법

독소 자가 진단 테스트

국가에선 정기적으로 우리 몸 상태에 대해 알아볼 수 있는 건강검진을 해준다. 그때가 되면 나에게 어떤 병이 선고될까 걱정하며 지난 1년간의 내 생활습관을 뒤돌아보게 된다. 한 해 한 해 나이가 들어감에 따라 주위 친구들에게서도 이것저것 질환이 생겼다는 이야기가 들리고 나도 그렇지 않을까 걱정이 된다. 건강검진이라는 시험을 보면서 자신이 없는 건 시험공부를 하지 않았기 때문이다. 연초만 되면 다짐했던 운동도 하지 않았고, 금주도 실패했고, 때로는 과식도 했고, 끼니를 대충 채웠다. 1년간 건강을 챙기지 않고서도 성적표가 잘 나오길 바란다. 아직도 기본 실력인 젊음을 믿는 것이다. 아니 믿고 싶은 것이다.

현대의학이 발달하기는 했지만 아직까지도 암은 사망률이 높은 질병이다. 국가에서 건강검진을 해주는 이유는 혈액과 소변 검사, 내시경 등을 통해 건강 상태를 진단하고 만성질환과 암을 조기에 발견하여 치료를 하기 위함이다. 만 40세가 되어야 국가에서 건강검진을 해주던 것이 2019년부터는 일반 건강검진 대상자가 만 20~30대로 확대되어 20~30대 건강보험 가입자와 의료급여 수급대상자들도 국가 건강검진 대상에 포함되었다. 젊은 나이에도 우울증, 공황장애, 당뇨, 비만, 각종 암이 발병할 확률이 높아졌기 때문이라고 한다. 특히 당뇨가 많이 발생하는 20대 비만 환자의 경우, 혈당이 정상수치의 3~4배로 높으나 증상이 없고 심각성을 느끼지 못하기 때문에 당뇨검사와 관리가 필수라는 것이다. 50~60대 때에 오던 질병이 40대로 낮아지더니 이젠 20~30대도 질병의 고위험군이 되었다. 그만큼 생활습관에서 오는 질병에서 나이가 의미 없어졌다고 보면 된다.

건강검진에서 확인해야 할 사항은 공복혈당 100 이하, 총 콜레스테롤 200 이하, HDL 60 이상, LDL 130 이하, 중성지방 150 이하, 혈압 120/80으로 수치가 정상범위에 있는가 하는 것이다. 건강검진 수치는 내 신체의 밸런스가 맞는지, 맞지 않는지를 정확히 보여준다. 정상범위에서 벗어난 콜레스테롤만 문제가 있는 것이 아니다. 몸의 항상성을 봐야 하는 것이다. 이때 균형이 깨졌다면 어쩌다 한 번 수치가 높게 나왔겠지 하고 넘기지 말고 생활습관을 바꿔야만 한다. 수치는 몸이 보내는 경고신호로 들어야 한다.

'건강을 위한 최고의 예방법은 정기적으로 건강검진을 받는 것'이라고 한다. 내가 말하는 최고의 예방법은 생활습관을 바꿔서 건강검진의 수치를 정상화하여 신체 균형을 맞추는 것이다. 현대인들은 스스로 자신 안에 독소가 있다는 것을 자각하지 못하고 살아가고 있다. 독소 자가 진단 테스트를 통해 자신의 독소량을 점검해보자.

독소 자가 진단 테스트

01. 머리가 자주 무거워지고 두통이 있다.
02. 어지럼증과 불면증이 있다.
03. 눈이 쉽게 충혈이 되고 가렵다.
04. 눈이 감기고 무겁고 침침해지면서 시야가 흐려지기도 한다.
05. 귀가 울리면서 통증이 느껴질 때가 있다.
06. 집중이 잘 안 되고 건망증이 심하며 학습 능력이 떨어진다.
07. 콧속이 답답하고 뭔가 꽉 차 있는 느낌이 들면서 비염과 재채기를 동반한다.
08. 기분이 자주 우울해지고 감정의 기복이 심하다.
09. 입 냄새, 암내 등 몸에서 냄새가 난다.
10. 입안이 헐고 혓바늘이 돋거나 잇몸이 부르트기도 한다.
11. 소변의 양이 적고 냄새가 난다.
12. 아침에 자고 일어나도 몸이 개운하지 않고 항상 피곤하다.
13. 관절이 뻣뻣해지며 관절 통증이 있다.
14. 손톱이 약해 잘 부러진다.
15. 눈 밑에 다크서클이 있다.
16. 속이 메슥거리고 소화불량 및 구토 증세가 있다.
17. 트림을 자주 한다.
18. 잦은 설사와 변비 증상을 함께 갖고 있다.
19. 배변을 매일 하지 못한다.
20. 걱정과 생각이 많고 스트레스를 자주 받는다.
21. 음식이나 먼지 알레르기 증상이 있다.
22. 습진이나 건성 피부, 아토피, 여드름, 피부 발진 등 피부 트러블이 있다.
23. 만성 염증 질환을 앓고 있다.

➕ 0~8개 일반적인 독소 수준
➕ 8~16개 독소 수치 경계
➕ 16~23개 독소 수치 위험

    정확하게는 혈액검사를 통해 염증 수치를 알 수 있지만 자가 진단 테스트로도 나의 독소 상태를 알 수 있다. 독소는 쌓아두는 것이 아니라 배출시켜야 하는 것이다. 이어지는 독소 배출법을 생활 속에서 실천해보자.

07 내 안의 찌든 독소 배출하는 법

우리 인체에 독소가 쌓이면 어떤 질환들이 오는지를 보았다. 내가 먹은 가짜 음식이 독소가 되어 인체 곳곳을 다니며 온갖 질환, 암을 만들었다. 더 이상 독소가 쌓이지 않게 오늘 들어온 독소는 오늘 배출하는 것이 중요하다. 근데 지금껏 쌓인 독소는 어떡할까? 배출해야 한다. 독소 배출 다이어트를 할 때 디톡스란 말을 들어봤을 것이다. 다이어트는 몸속 독소 제거가 필수이며 건강한 몸을 만들 때도 몸속 독소 제거가 우선이다. 비워내야만 채울 수 있다. 독소가 가득 차 있는데 좋은 음식을 채우는 것으로는 티도 나질 않는다. 더러운 흙탕물에 깨끗한 물을 붓는다고 해서 깨끗해지지 않는다. 흙탕물을 깨끗하게 정화시키는 비움부터가 시작이다.

해독이란?

의학적으로 '살아 있는 생명체로부터 독성물질을 제거하는 것'이라고 말한다. 우리 인체에는 '간'이라는 해독 기관이 있다. 우리 몸은 들어온 독성 물질을 간에서 해독작용을 거쳐 독성을 약하게 만든다.

채소가 가진 자연 해독의 힘

자연에는 신비한 힘이 있다. 사람들은 지치고 힘들 때 푸르른 자연을 찾아 힐링을 한다. 우리 인체도 신비한 힘을 가지고 있다. 아플 때는 아무것도 입에 들어가지 않도록 먹지 않는 상태를 만든다. 우리 인체도 간과 위와 장을 쉬게 만드는 힐링을 필요로 하는 것이다. 그러고 나면 몸은 영양분인 음식을 찾는다. 내 딸은 아프고 나면 꼭 찾는 것이 있다. 파프리카와 망고 그리고 눌은밥이다. 며칠 동안 먹지 못했으니 힘이 나는 고기를 찾을 것 같은데 몸은 채소와 부드러운 밥을 찾는다. 각 채소마다 함유된 파이토 케미컬은 색색별로 가진 특성이 있다.

파이토 케미컬은 건강한 세포가 암세포로 전이되는 것을 막고 암과 심장병에 연관된 대사과정 및 호르몬 작용을 차단한다. LDL 콜레스테롤을 낮추고 혈액응고를 방지하며 체내에서 콜레스테롤 양을 줄이고 혈압을 낮게 유지하게 해준다. 항산화 작용을 하며, 면역력을 높이고, 세포 간의 소통을 원활하게 하며, 여성호르몬인 에스트로겐 대사를 높이며, 손상된 DNA를 치료하고, 해독을 도우며 혈류의 흐름을 원활하게 하고, 염증을 억제하는 역할을 한다. 이렇게 우리 세포는 채소를 사랑하고 우리 DNA는 파이토 케미컬을 기억하고 있다. 이렇게 좋은 파이토 케미컬은 여러 개가 어우러지면 더 큰 효과를 가져온다.

2주간 동물성 단백질을 제한

만성질환의 가장 큰 원인은 먹거리에 있다. 저탄고지, 키토제닉 식단은 하루 열량의 70~80%를 지방으로 섭취하고 탄수화물을 소량으로 섭취하는 다소 극단적인 다이어트이다. 그리고 비건 채식 식단은 단백질을 제한하는 식사이다. 우리가 섭취하는 과도한 육류는 분명히 염증과 질환을 만들었다. 그러다 보니 단백질이 먹지 말아야 할 음식으로 취급되고 있다.

인체의 모든 세포는 단백질로 구성되어 있다. 성인 기준 단백질 하루 섭취량은 몸무게 1kg당 1g이라고 한다. 성인 몸무게 60kg이면 하루 60g의 단백질이 필요하다. 음식으로 섭취 못하고 부족할 때는 단백질 보충제의 도움도 받는다. 세포 형성에 꼭 필요한 단백질이지만 과잉섭취는 몸에 독성물질인 암모니아를 형성시켜 신장에 무리가 올 수 있고 독소 또한 만든다. 단백질에는 질소가 포함되어 있는데 질소는 대사과정에서 독성이 있는 찌꺼기를 남기게 되고, 간은 이 찌꺼기를 해독하느라 바쁘게 된다.

고기를 먹으면 오랫동안 포만감을 느끼는 것은 고기가 위에서 소화 분해되는 데 4시간 30분이라는 시간이 걸리기 때문이다. 그것이 우리의 긴 장 속에 머물면서 독소를 뿜어내게 된다. 그만큼 간에서 단백질을 분해, 소화시키는 데 너무 많은 에너지가 들어간다. 고기의 질도 문제가 되고 있다. 산업화된 축산업으로 지금의 육류는 항생제와 성장호르몬 고기라 해도 될 정도다.

잘 때 먹지 말라는 것은 휴식이 필요한 시간에 위가 쉬지 못하기 때문이다. 지친 간과 위의 회복을 위해 단 2주만이라도 동물성 단백질을 먹지 말아보자. 나도 예전에는 매일 고기가 식탁에 올라가 있어야 하는 육식파였다. 2주간만이라도 동물성 단백질을 제한함으로써 더 이상 독소를 만들어내지 않고 내 안에 쌓인 독소를 내보내는 것에 집중해보자. 간과 위의 편안함을 느낄 것이다.

원활한 장 활동에 의한 배변

소변과 대변만큼 우리 건강 상태를 제대로 보여주는 것은 없다. 변비에 걸리거나 배변이 불규칙한 경우 대변 속 세균은 다량의 독소를 뿜어내게 된다. 만성 변비로 인한 숙변은 대장 점막에 들러붙어 독소를 배출하며 대장의 연동 운동을 방해하게 된다. 대변 성분은 수분이 60%, 장 내벽의 죽은 세포가 10~15%, 장 속의 죽은 세포가 10~15%, 음식물 찌꺼기는 고작 5%에 지나지 않는다. 동물성 단백질을 제한하고 식이섬유 섭취로 장내 축적된 노폐물을 배출시키며 죽은 세포인 독소가 배출되어야 장도 깨끗하게 리셋될 수 있다.

내가 먹는 것이 바로 나이다. 내가 오늘 무엇을 먹느냐에 따라 내 몸이 결정된다. 건강한 몸은 저절로 만들어지는 것이 아니다. 내가 인스턴트, 가공식품, 과도한 육류 등의 가짜 음식을 먹는다면 내 몸은 가짜 몸이다. 신선한 채소와 과일을 먹어야만 비로소 난 진짜 몸을 갖게 된다.

독소 배출을 돕는 레몬 물, 양파껍질 물

인체의 70%를 차지하고 있는 물. 몸속 혈액, 세포, 심장, 근육까지 우리 몸을 구성하고 있는 모든 성분에 없어서는 안 되는 것이 수분이다. 인체에 수분이 부족하다는 신호는 갈증과 목마름으로 나타난다. 침이 만들어지지 않고 입이 말라가는 것도 수분 부족이다. 눈이 뻑뻑한 안구 건조도 수분 부족이다. 이때는 단순히 안약을 넣는 것으로 해결될 수 없다. 물은 영양소를 분해, 흡수, 운반하여 필요한 세포에 공급하고, 혈액순환을 도와주고, 체온 조절도 하며, 몸을 순환하면서 노폐물을 가지고 배출하는 역할을 한다. 하루 동안 인체에 1.5~2.5리터의 물이 순환되므로 2리터 정도의 물을 섭취하는 것이 적당하다. 물은 한꺼번에 많이 먹는 것은 좋지 않으니 지속적으로 천천히 먹는다.

- 레몬 물

레몬은 이뇨작용과 해독작용을 한다. 위나 식도의 상태에 따라 하루 2L의 물에 레몬 1~2개의 즙을 짜서, 레몬 껍질 7분의 1 정도를 함께 섞어서 만든다. 레몬 껍질의 리모닌은 간과 소장에서 발암물질을 해독하는 효소의 생성을 촉진해준다.

- 양파껍질 물

양파껍질에 있는 플라보노이드의 일종인 퀘세틴은 위장과 위궤양에 좋다. 퀘세틴에는 혈액을 원활하게 하는 해독 효과가 있다. 혈액 내 쌓인 나쁜 LDL 콜레스테롤을 분해하고 혈류를 좋게 만들어 고혈압, 고지혈증 등의 심혈관 질환과 각종 성인병을 예방한다. 그 외에 당뇨, 피부염, 변비, 붓기 개선에 도움을 준다. 항산화 성분인 퀘세틴은 항염 작용을 하여 세포 내 염증과 상처를 치료하며 활성산소를 제거해준다. 대부분의 사람들이 양파의 하얀 부분만 사용하고 갈색 껍질은 질겨서 따로 사용하지 않고 버리는데 양파의 미네랄 90% 이상이 껍질에 있다. 식재료 사용 후 남은 껍질을 깨끗하게 세척해 건조한 후 물에 넣고 끓여 먹는다. 흰 양파와 자색 양파의 영양 차이는 거의 없다. 그렇지만 흰 양파와 다르게 자색 양파껍질에는 항산화물질인 안토시아닌 성분이 있어 눈의 피로, 안구 건조증 개선, 시력 회복 등에 도움을 준다. 양파껍질 물은 속쓰림도 없고 매운맛도 없는 무미, 무취이므로 마시기 편하다. 물 2L에 1개의 양파껍질을 넣고 끓여준 후 따뜻하게 먹는다.

08 독소 배출 돕는 식사법

　독소 배출을 돕는 식사법이라 해서 거창해 보이지만 간과 장, 소화기간의 휴식을 돕는 식사일 뿐이다. 독소 배출을 돕기 위해선 충분한 수분과 섬유소, 비타민, 미네랄이 풍부한 식사가 필요하다. 무엇보다 해독의 첫걸음은 충분한 수분으로, 들어온 물이 온 혈액을 다니면서 소변을 통해 독소를 배출시키기 때문이다. 또 다른 해독의 통로는 대변으로의 배출인데, 과일, 곡류, 채소에 많은 섬유소는 쌓여 있는 노폐물을 끌어안고 대변을 통해 배출된다. 비타민과 미네랄은 우리 몸의 염증을 일으키는 활성산소를 무력화시키고 항산화제로 염증의 활성화를 차단하며 자연치유에 도움을 주는 영양소로 작용한다.
　독소 배출을 돕기 위해서는 생채소보다는 자극적이지 않고 소화하기 편하게 익힌 채소를 섭취한다. 더 이상의 독소가 유입되지 않게 유기농 식재료를 사용하며 부드러운 죽이나 수프 형태가 좋다.

대표 식단으로는 양배추 채소 찜, 마늘 버섯 샐러드, 토마토 보양숙, 비트 스무디, 브로콜리 수프, 토마토 채소볶음, 병아리콩 브로콜리 샐러드, 우엉잡채 등이 있다. 양배추는 간의 해독을 촉진시키며, 발암물질을 체외로 배출시킨다. 마늘은 황을 함유하고 있어 간의 해독 작용을 끌어올려준다. 우엉은 혈중 콜레스테롤 수치를 정상화하고 체지방을 분해시키는 데 도움이 되며 체내 독소와 중금속 등의 유해물질을 배출시켜 혈액순환이 원활하도록 돕는다.

무엇을 먹는가보다 무엇을 먹지 않는지가 더 중요하다.

09 독소 배출 후 달라진 점

　우리 몸 안에는 백 명의 의사가 산다고 한다. 그런데 백 명의 의사가 쌓인 노폐물 때문에 자기 일을 할 수 없는 상태라면 길을 뚫어주어야 한다. 혈관과 장내에 쌓인 독소가 배출되면서 우리 인체는 정상적인 균형 상태를 맞춰간다. 자연치유력을 회복시켜야 우리 인체는 다시 제 기능대로 일을 한다. 나 또한 항상 건강하게 먹으려 하지만 건강검진 결과 체내 수분과 단백질이 부족하다는 이야기를 들었다. 몸의 균형, 항상성이 유지되어야 면역력이 높아지는데 속이 냉하고 손발이 찼다. 그러다 보니 장이 예민하고 설사를 자주 했다.
　독소 배출로 밸런스가 맞아지는 것을 느끼는 것은 항상 더부룩하고 체한 것 같은 소화기가 좋아졌다는 점이다. 고기인 단백질을 안 먹어서 영양이 부족할까 생각했지만 속이 이렇게 편안한 적이 없었다. 매년 감기를 달고 살던 국민약골이라는 꼬리표가 이젠 사라졌다. 감기, 장염 바이러스로 인해 저항력이 너무 없었는데 막혔던 독소가 빠지고 그 안이 영양분으로 채워지니 그 어떤 병원체도 방어하는 면역 최강자가 되었다. 상처가 나면 잘 아물지도 않고 오래가며 조금만 피곤해도 바로 입병이 왔었다. 이젠 나이가 들어서 상처도 잘 안 아무네 했지만 우리 몸이 가진 놀라운 자연치유력이 높아지자 상처 또한 금방 아무는 기적이 생긴 것이다.

'확찐자'가 되어가는 40대. 매번 닭가슴살을 먹으며 헬스장에서 땀으로 범벅되는 다이어트를 하지만 잘 빠지지도 않고 요요는 금방 온다. 호르몬 조절이 안 돼서 그러는 것인데 식욕조절 다이어트 약을 먹는 사람들이 늘어난다고 하니 안타깝다. 독소 배출만으로도 호르몬은 정상화되고 체지방은 줄어든다. 나 역시 신기하게도 근육량은 빠지지 않고 체지방만 빠지면서 40대에 독소 배출만으로 요요 없는 다이어트에 성공했다.

독소를 배출했을 뿐인데 생리통이 좋아질 줄은 몰랐다. 항상 자궁이 찌릿찌릿 묵직했고 피곤할 때면 더 심했다. 언제쯤 좋아질지 자궁이 없어져야만 벗어날 수 있을 것 같았다. 그런데 이렇게 독소 배출만으로 약을 안 먹어도 되고, 그날의 우울감과 두려움을 겪지 않아도 되는 것이 너무 놀라웠다. '한 번 더 임신에 도전해'라는 생각이 들 정도였다. 어떤 약도 할 수 없었던 자궁내막 치유로 내막의 두께도 얇아졌다. 가장 달라진 점은 아침을 맞이하는 내가 가벼워졌다는 것이다.

항상 눈이 깔깔하고 온몸이 뻐근한 것이 자도 자는 것이 아니었는데 이렇게 상쾌한 아침은 진짜 오랜만이었다. 아이가 번쩍 눈을 뜨고 움직이는 것처럼 매일 새로운 활력을 찾는 날의 연속이었다. 설거지도 하기 싫고 아무것도 하고 싶지 않은 무기력함이 없어지고 아이의 간식을 만들며 즐겁게 음악을 들으며 춤도 추고 웃음이 많아졌다. 모든 잘못이 내 안의 독소 때문이었구나 싶은 것이 이제라도 독소를 배출하고 새로운 날을 사는 것이 행복했다. 에너지 레벨 상승으로 다시 찾은 활기에 감사한다. 식탁에 고기든 햄이든 고기 비스므리한 것은 꼭 있어야 하는 고기사랑 중독자였는데 이젠 채소가 더 맛있다. 두 달 만에 이렇게 입맛이 변할 줄은 몰랐다. 내 입이 원하는 음식이 아니라 내 몸이 원하는 음식에 더 반응하는 삶이 되었다.

우리는 눈에 보이는 염증과 질환만 보고 있다. 하지만 이제 내 몸이 보내는 신호를 민감하게 받아들이는 휴식이 필요하다. 진정한 휴식이란 내 안의 불편함을 들여다보고 쉼을 주는 것이다. 우리 몸은 기계가 아니다. 모든 것이 나이가 들면 당연히 오는 증상들이 아니다. 우리 몸은 노폐물을 제거하고 깨끗하게 리셋시키기만 하면 누구라도 다시 20대와 같은 활력을 가질 수 있다.

> "모든 환자의 내면에는 자신만의 의사가 있다."
> _ 알버트 슈바이처

거짓말처럼, 간의 쉼을 통해 몸의 기능은 회복되기 마련이다.

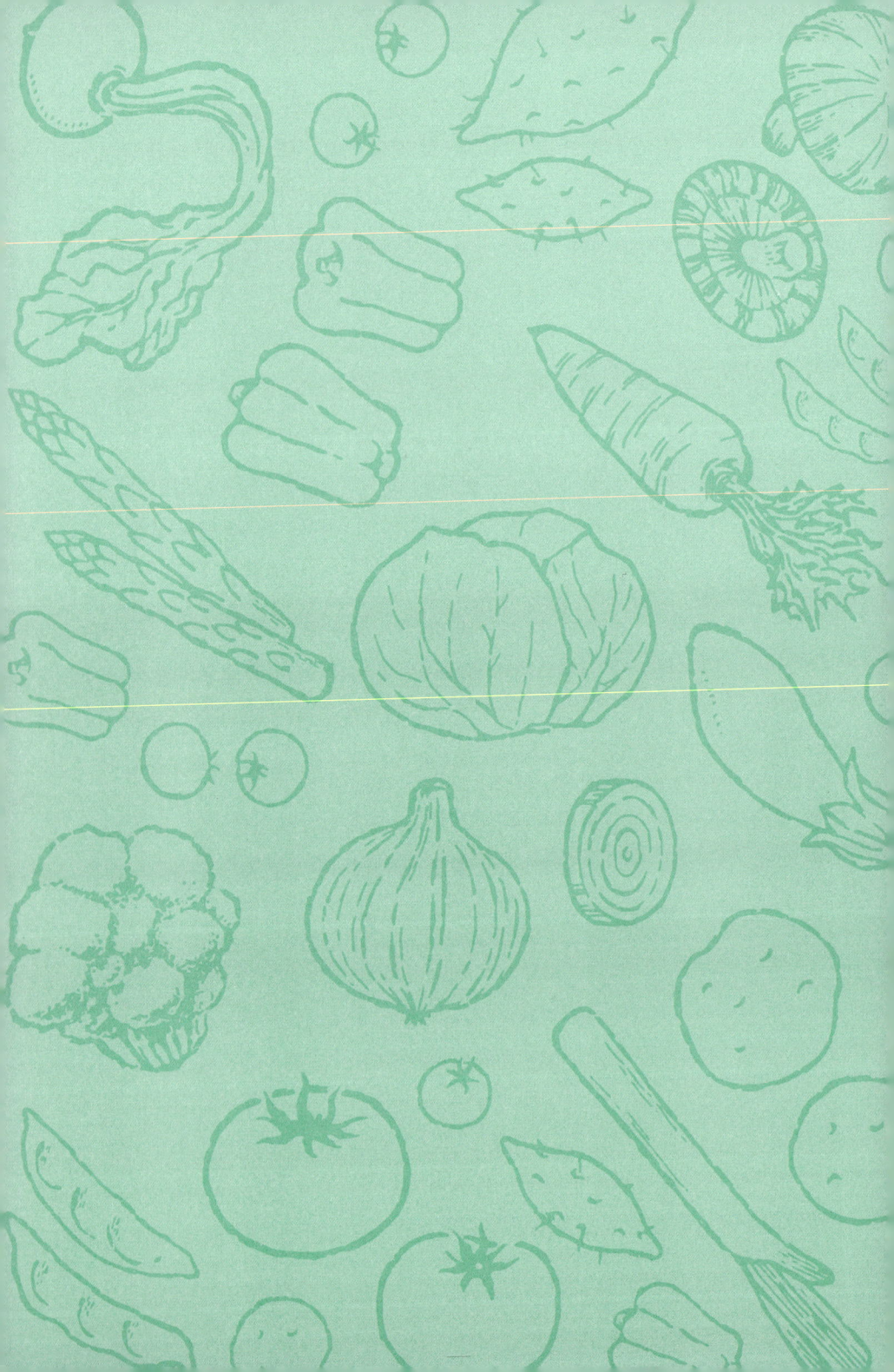

PART 5.
진짜 음식 VS 가짜 음식, 음식의 패러다임을 바꿔라

01

진짜 집밥
vs 가짜 집밥

코로나 바이러스로 먹는 문화가 달라졌다. 외출과 외식이 줄고, 식재료를 배달해서 집에서 집밥을 하는 문화로 바뀌고 있다. 그런데 집에서 먹는다고 다 같은 집밥이 아니다. 집밥은 진짜 집밥과 가짜 집밥으로 나뉜다. 흔히 우리가 맛있다고 하는 것은 몸에 좋지 않은 것이 많다. 맛있는 것은 주로 달고, 짜고, 기름진 것인데 입맛을 중독시켜서 계속 먹게 하기 위한 식품회사가 만든 속임수다.

가짜 집밥이란 식품첨가물이 가득한 가공식품으로 차려진 집밥이다. 프라이팬에 노릇하게 구우면 너무 맛있는 햄으로 만든 반찬이나 갖가지 소시지와 라면, 뭐가 들었는지 모르는 양념투성이인 부대찌개와 같은 반조리 식품, 냉동 돈가스, 냉동만두 등으로 차려진 식탁을 가짜 집밥이라 한다. 집밥이라고 하지만 가공식품으로 차려진 가짜 집밥은 에너지에 도움 주는 영양분이 없다. 내 몸에 염증을 쌓이게 만드는 해가 되는 가짜 음식들이다. 내가 아무렇지 않게 샀던 부대찌개, 냉동만두, 아이스크림들이 우리 몸에 들어와서 어떤 염증을 만드는지, 아무도 알려주지 않았고 의심해보지 않았다. 식품회사에서 법으로 정해진 식품첨가물 기준치 안에서 사람이 먹을 수 있게 만들었을 테니 의심하지 않았다. 독이 든 청산가리처럼 곧바로 죽음에 이르게 하는 음식을 팔진 않을 테니깐.

그런데 마트에서 팔고 있는 모든 가공식품은 독약이다. 40~50년에 걸쳐서 서서히 죽이는 독약. 서서히 호르몬을 교란시키고, 부신피질을 마비시켜 뭘 해야 할지 몰라서 나를 지켜야 할 면역이 나를 죽이는 자가면역 질환자가 늘어나고 있다. 피를 끈적끈적하게 해서 이동하지 못하게 만들어 고혈압, 고지혈증을 만들고 있다. 아토피라는 낫지도 않는 병이 생겨났다. 지금 우리는 고혈압 약, 아토피 약을 찾을 것이 아니라, 왜 이 질환이 왔을까 원인을 찾아야 한다. 원인이 없는 결과는 없다. 원인은 의사가 아니라 내가 알고 있다. 내가 먹는 것, 내가 사용하는 것, 바르는 것을 살펴보자. 지금 원인을 찾고 바꾸지 않으면 서서히 죽어가는 독약을 끊을 수 없을 것이다. 가짜 집밥을 치우고 좋은 식재료로 만든 진짜 집밥으로 나를 채워보자.

02 지금 당장 냉장고를 비워라

블랙홀이라고 불리는 냉장고 안에는 뭐가 들었는지 모르게 항상 꽉 차 있다. 세 가족이 살면서 현재 냉장고 크기는 열 가족이 먹을 양이 들어갈 만큼 대용량으로 크다. 하지만 정작 음식을 하려 하면 신기하게 가득 찬 냉장고에서 쓸 만한 재료가 없다. 언제 산 줄도 모르는 채소가 곤죽이 되어 있고 먹다 남은 햄이 나뒹군다. 도대체 냉장고엔 뭘로 꽉 차 있는 건지.

신혼살림 때 처음부터 냉장고에 쟁여두지 말아야지란 생각에 위아래 하나씩만 열리는 400L의 작은 냉장고를 샀었다. 둘이 사는데 냉동실은 아이스박스 하나 정도의 양밖에 안 돼서 별로 들어가는 것도 없었다. 그러다 보니 마트에서 장을 보더라도 냉장고에도 안 들어가는

데 생각하며 세일하는 냉동식품도 사지 못했다. 그런데도 작은 냉동실엔 검은 봉지, 흰 봉지 구석구석 어찌나 잘 쑤셔놓았는지 마늘, 생강 하나 찾으려면 한참 걸렸다. 나 어릴 적엔 냉장고가 없었고 어느 정도 크고 나서 샀던 걸로 기억한다. 엄마는 매일 장에 나가서 그날의 식재료를 사와서 만드셨다. 지금은 먹을 것이 부족한 것도 아닌데 내일 전쟁이라도 날 것같이 냉장고를 채우고 있다. 세일한다고 사고, 안 썩는 거니깐 냉동실에 보관하지 하며 쟁여둔다.

아이를 키우며 가공식품과 식품첨가물 범벅인 음식의 유해성에 대한 책을 보면서 이제 냉장고 속 재료를 하나씩 버렸고, 더 이상 내 장바구니엔 그것들이 들어가지 않는다. 간간이 뿌리치기 힘든 유혹이 오기도 한다. 냉동 김말이, 냉동 치즈스틱. 저거 맛있겠다고 하며 넘어가서 사기도 하지만 집에 와서 한번 먹고는 또 후회를 한다. 내가 왜 샀을까, 이 돈이면 신선한 파프리카가 4개인데 하고. 나 또한 한 번에 단호하게 바뀐 것은 아니었다. 40년이 넘게 익숙해진 편리함과 먹던 맛이 있는데 그리 쉽게 바뀌겠는가.

매집사 프로젝트에서는 첫날 '먹지 말아야 할 것을 먹지 않는다'는 기치하에 냉장고 정리부터 들어간다. 본격적으로 진짜 음식과 가짜 음식을 알아보고 냉장고에서 쓰레기를 넘어서 염증과 질환을 만들어내는 가짜를 비워낸다. 냉장고 안에 있는, 그동안 아무렇지도 않게 먹었던 인스턴트와 가공식품을 비워내는 것이다. 냉장고, 냉동실, 식품창고에 많이들 있을 것이다. 어떻게 그렇게 잘 아냐면, 나 또한 그랬으니깐.

냉장고 비우기에 들어가서야 비로소 1~2년을 묵혀났던 정체불명의 가루들과 썩어가는 음식, 소스들이 나오기 시작한다. 냉동실에선 각종 브랜드의 만두들과 홈쇼핑에서 산 냉동 돈가스들이 쏟아져나온다. 검정 봉지로 꽁꽁 싸여 몇 년 전 것인지도 알 수 없는 생선이 바짝 말라 부패가 되어서야 냉동실 밖으로 나와 빛을 보게 된다. 소스가 있는데도 찾지 못해서 또 사다 보니 같은 소스가 2~3개인 것도 찾을 수 있다. 식품창고에는 갖가지 브랜드의 라면들, 과자, 음료수, 아이들을 얌전하게 만드는 젤리와 사탕, 초콜릿 등 식품첨가물이 넘치는 가공식품이 가득 차 있다.

먹지 말아야 할 것인 줄 알지만 쉽게 손이 가니 눈앞에서 제거해야 한다. 과감하게 쓰레기 봉지에 쏟아버리면서 내 돈 하면서 속이 쓰렸다. 버리지 말고 '그냥 오늘 한 번에 내가 먹어?'란 생각도 들었다. 버리기가 차마 너무 힘들다면 찾기 힘들게 꽁꽁 싸서 깊숙이 넣어두는 것도 방법이다. 하지만 그러다 결국 유통기한 지나서 버리게 된다. 쓰레기통에 버리기 전에 사진을 찍어보자. 숨길 것도 사진을 찍어보자. 쓰레기가 몇 봉지 나올 것이다.

정리를 하면서 다들 놀라워한다. 이리 많은 음식이 있었다는 것과 내 돈으로 무얼 산 건지라는 회의감. 다들 버리면서 그 많은 쓰레기에 한숨을 쉬지 않을 수 없다. 냉장고에 쓰레기를 넣고 살았구나. 피 같은 내 돈이 버려지는 것을 눈으로 확인하면서 다시는 사지 않기를 다짐해보자. 이 돈으로 내 립스틱이라도 하나 샀으면 안 아까울 텐데 말이다.

먹지 말아야 할 음식이란 뭘까? 첫 번째로 가공식품으로, 냉동식품 전부다. 냉동 돈가스, 냉동만두, 라면, 과자, 햄, 참치 캔, 빵 등등. 가공식품이라 하면 유통기한이 아주 긴, 식품첨가물이 들어 있어서 썩지 않는 음식들이다. 내가 가지고 있는 식품이 가공식품인지 아닌지 궁금하면 식품 포장지 뒤에 있는 성분표를 보자. 알 수 없는 말들이 많을수록 가짜 음식이다.

햄으로 만든 저녁식사를 집밥이라고 생각하는가? 집에서 햄과 어묵에 양파 넣고 달달 볶아서 만든 반찬으로 차려진 집밥이 아닌 가공식품을 뺀 신선한 채소와 고기, 식재료로 만든 집밥이 진정한 집밥이다. 냉장고를 비우라는 것은 이제 채소로 채울 거니깐 공간을 확보하라는 것이 아니다. 하나하나 가짜 음식을 비워내면서 다시는 사지 말아야지란 생각을 해야 한다. 나도 가공식품을 아예 안 먹고 살지는 않는다. 다만 집안에 두지 않으려 할 뿐이다. 그래야 먹는 횟수를 줄일 수 있으니깐. 채소와 식재료들을 냉장고에 넣어두면 신선함이 그대로 유지된다고 생각하는가? 이미 부패는 시작되었고, 다만 조금 서서히 지연만 시켜줄 뿐이다.

> "내가 보니 여러분은 매일 다음 둘 중 하나를 하고 있군요.
> 건강을 바로 세우거나 스스로 병을 만들거나."
> _ 아델 데이비스

냉장고를 비웠는가? 냉장고를 열고 뭐가 남았는가? 남은 것이 없을 것이다. 이제 우리가 먹은 것이 다 가짜였다는 것을 깨달아야 할 때다. 채우는 것이 아니라 비우는 것이 먼저다.

| 03 | 밥에도
품격이 있다 |

 '밥만 잘 먹어도 보약이 필요 없다', '한국인에겐 밥심이 전부다'라는 말처럼 우리나라는 밥이 주식인 나라다. 없이 살던 시대에는 탄수화물인 밥이 에너지를 만드는 전부였다. 지금은 밥 말고도 먹을 것이 많고 대신 활동량이 너무 적다. 탄수화물은 너무 들어와서 문제이지 부족하진 않다.

 곡류의 주요 성분인 전분만으로는 인간이 필요한 영양소를 다 얻을 수 없다. 곡류의 부족한 단백질을 보충해주는 것이 콩류다. 콩은 쌀과 놀라울 정도로 훌륭한 영양적 조합을 보인다. 곡류에는 라이신이라는 필수 아미노산이 부족한데 콩에는 라이신이 많다. 콩에는 필수 아미노산인 메티오닌이 부족한데 쌀에는 풍부하다. 쌀에 약간의 콩을 넣는 것만으로도 단백질의 효율은 놀랍게 향상된다.

밥의 품격을 높여보자

밥을 할 때 단백질 함량이 높은 콩이나 씨앗을 넣고 밥을 한다. 렌틸콩밥, 병아리콩밥, 퀴노아밥 등 단백질이 들어간 밥으로 품격을 높인다. 퀴노아는 콩류가 아닌, 글루텐이 유일하게 없는 씨앗류다. 단백질 함량이 높고 흡수가 좋아서 이유식에 사용한다. 렌틸콩, 병아리콩이 지방 함량이 낮고 단백질 함량이 높다. 우리나라의 백태, 서리태는 딱딱한 형태로 단백질 함량보다 지방 함량이 높은 콩이다 보니 밥과 같이 지어 먹었을 때 소화 흡수율이 떨어진다. 백태와 서리태는 콩국물처럼 삶아서 갈아먹는 방법이 흡수율을 높이는 길이다. 검은콩은 콩자반으로 만들어 먹는다. 딱딱한 검은콩은 영양소 흡수가 하나도 되지 않고 위와 장만 구경하고 밖으로 나오는 것이다. 우리 조상들은 딱딱한 콩이 가진 단백질 흡수율을 높이기 위해 메주, 간장, 된장, 청국장 등 발효공법을 이용했다. 식재료의 하나인 콩도 흡수율이 높은 방법으로 섭취해야 하는 것이다.

강황을 넣고 지은 밥, 버섯을 가득 넣은 밥, 채소를 가득 넣고 지은 밥, 고구마밥, 감자밥, 밤밥으로 밥의 품격을 높여준다. 강황에 많은 커큐민은 우리 몸속 염증과 염증으로 인한 통증 완화에 좋다. 커큐민은 우리 몸에 오래 머물지 않고 빨리 배출되므로 커큐민의 영양소 흡수를 좀 더 강화하기 위해 후추를 같이 넣어 조리한다. 느타리버섯은 대장내에서 콜레스테롤 등 지방의 흡수를 방해하여 비만을 예방해준다. 그리고 자연산 송이버섯의 대용품으로 재배되어 나온 것이 새송이버섯이다. 새송이버섯은 다른 버섯에 없는 비타민 B6, 비타민 C가 풍부해 여드름, 건선, 피부질환 개선에 좋다.

밤은 탄수화물, 단백질, 지방, 비타민, 무기질 5대 영양소가 가득한 완전식품이다. 특히 수술 후 회복하는 환자분들께 건강 회복과 피로 해소를 돕는다. 항산화 성분으로 활성산소를 제거해 면역력을 강화시켜주며 비타민 C 성분으로 피부미백에도 좋다. 밤을 생으로 먹으면 비타민 C의 알코올 분해 효과로 숙취해소에도 뛰어나다. 밤은 건강은 물론 피부미용에도 좋은 항산화 성분까지 가득한 완전 영양덩어리다.

밥이 비만을 만든다고 해서 쌀이 천대받고 있지만 밥에 있는 탄수화물은 건강한 탄수화물이다. 탄수화물이 비만의 적인 이유는 밥이 아닌 빵과 국수의 탄수화물이 원인이라는 것을 알아야 한다. 매일 먹는 밥의 품격을 높여 탄수화물과 단백질, 무기질도 챙기는 식탁을 만들어보자.

냄비 밥을 하는 이유

압력밥솥의 고온고압으로 밥을 하게 되면 쌀의 영양소는 다 파괴되고 포도당만 남는다. 비싼 유기농 쌀을 사서 영양소는 없는 찰진 당을 먹고 있는 것이다. 취사만 누르면 되는 편리함을 내려놓고 조금은 수고롭더라도 냄비 밥으로 진짜 밥의 세계를 느껴보기 바란다.

04 채소 영양분 손실 줄이는 저수분 조리법

저수분 조리법은 식재료가 가진 자체 수분을 이용해서 조미료나 양념을 추가하지 않고 최소한의 수분으로 요리하는 방법을 말한다. 저수분 채소 찜은 식재료 하나하나가 가지고 있는 영양소를 지키며 그 본연의 맛까지 느낄 수 있다. 저수분 조리는 나트륨이 줄고 칼륨과 미네랄이 많아지기 때문에 성인병, 동맥경화, 대사증후군 이상에도 효과적이다.

저수분 수육은 물 한 방울도 넣지 않고 수분이 충분한 채소와 수분이 적은 고기를 조합해서 만든다. 보통 수육은 냄비에 물 가득 넣고 고기 넣고 양파, 된장, 월계수 잎 등 여러 가지를 넣게 된다. 결국 고기가 가지고 있는 미네랄은 국물로 다 빠지고 나머지만 먹는 것이다.

> **칼로리는 낮추고 풍미는 높여주는 저수분 수육 조리법**
>
> **01.** 양파를 깨끗이 씻어 큼직하게 썰어 냄비 바닥에 깔아준다.
> **02.** 돼지고기 안심이나 등심을 넣은 뒤 위에 마늘을 6~7쪽 정도 얹어준다.
> **03.** 뚜껑을 덮고 중불에서 조리한다.
> **04.** 냄비가 어느 정도 달궈지면 약한 불에서 30~50분 정도 뜸을 들인다.(집마다 화력과 냄비의 열전도율이 달라서 탈 수도 있기에 처음 할 때는 자주 보기 바란다. 또는 물 50㎖ 정도 넣어준다.)

　물 한 방울 안 넣었는데도 냄비 안에는 야채 수분과 고깃기름이 많이 보일 것이다. 고기를 썰어보면 뻑뻑한 고기 살도 저수분 저온 조리법을 통해 부드러워지고 잡내도 없는 것에 놀랄 것이다. 이것이 식재료 본연이 가진 맛이다. 무언가 첨가하는 것이 아닌 있는 그대로의 맛을 즐겨보자.

05 신선한 야채와 과일, 제철음식이 보약

많은 질환이 야채를 먹지 않아서 오는 경우가 많다. 먹지 말아야 할 것은 먹고 먹어야 하는 것은 먹지 않아서 찾아오는 현대병들. 요즘은 성인뿐 아니라 아이들도 야채와 과일을 전혀 먹지 않는 경우가 많다. 안 좋아해서 먹이지 않고 싫어한다고 해서 주지 않는다. 물론 야채와 과일을 먹지 않는다고 생명에 지장을 주는 것은 아니다. 하지만 우리 세포가 좋아하는 야채와 과일을 먹지 않는다면 자가치유력이 떨어지고 면역세포 기능이 약해져 질병과 싸울 힘을 잃게 된다.

파이토 케미컬은 식물이라는 뜻의 파이토(phyto), 화학물질이라는 뜻의 케미컬(chemical)을 합친 합성어다. 파이토 케미컬은 식물들이 자기 자신을 해충과 뜨거운 자외선으로부터 보호하기 위해 스스로 만들어내는 화학물질이다. 그렇다면 식물의 치유능력인 파이토 케미컬을 사람이 섭취하게 되면 어떻게 될까? 파이토 케미컬이 항산화 작용을 하거나 세포의 손상을 막아주는 역할을 하게 되고, 노화방지, 심혈관계 질환 등에 도움이 된다.

식물 속에는 수천여 가지가 넘는 파이토 케미컬이 있으며, 그중 대부분이 항산화 작용, 항암 작용을 하고 인체에 유용한 효소와 호르몬을 분비케 해서 질병을 막는다. 특히 파이토 케미컬은 화려하고 짙은 색의 채소와 과일에 많이 들어 있는데 붉은색, 황색, 노란색, 보라색, 녹색 재료에 많이 들어 있다. 그 밖에도 흰색을 띠는 마늘이나 버섯, 검은색을 띠는 콩과 곡물에도 파이토 케미컬이 들어 있다.

보라색의 짙은 껍질 부분에 많은 안토시아닌은 가지, 붉은 양파, 자색 고구마, 적채, 블루베리, 포도, 자두, 복분자, 오디, 건포도 등에 있다.
붉은색을 띠는 파이토 케미컬은 사과, 토마토, 수박, 석류, 자몽, 딸기, 파프리카, 라즈베리, 체리, 비트 등에 있다.
녹황색의 베타카로틴이 풍부한 파이토 케미컬은 시금치, 쑥, 케일, 깻잎, 아보카도, 아스파라거스, 브로콜리, 곶감, 살구, 황도, 망고, 바나나 등에 있다.
주황색의 파이토 케미컬은 당근, 단호박, 강황, 오렌지 등에 있다.
하얀색의 안토크산틴 색소인 파이토 케미컬은 양송이버섯, 양배추, 생강 등에 있다.

파이토 케미컬의 제대로 된 효능을 위해서는 한 가지만을 집중적으로 챙겨서 먹는 것이 아닌, 5가지 색 이상의 과일과 채소를 섭취하여 여러 가지 성분들이 균형을 이룰 수 있도록 하자. 그래야 시너지 효과를 얻을 수 있다. 다채로운 색의 생야채 샐러드와 야채찜, 야채수프로 내 세포에 힘을 실어주자!

제철음식이 보약

우리나라는 4계절 기후가 비교적 뚜렷해서 계절마다, 달마다 나오는 제철음식과 제철 과일이 있다. 앞에서 파이토 케미컬을 얘기하며 컬러풀한 야채와 과일이 주는 효과를 보았다. 하지만 제철의 야채와 과일에서 나오는 항산화 물질은 어느 것도 따라갈 수가 없다. 블루베리가 아무리 좋아도 여름 제철 포도가 갖는 안토시아닌의 효능은 따라갈 수 없는 것이다.

봄철 나물은 보약과도 같다. 특히 겨울을 이기고 나오는 식물들은 강인함을 가지고 있어서 봄나물엔 영양분이 농축되어 있다. 냉이는 겨우내 언 땅속에서도 생명의 끈을 놓지 않고 기다렸다 나온다. 달래, 냉이, 씀바귀, 고들빼기, 두릅, 돌나물, 미나리, 참나물 등 봄철엔 나물들의 천국이다. 이때 나물을 먹지 않는다면 확실히 손해다. 여름이 제철인 토마토는 영양분이 더 풍부하다. 토마토는 한여름 직사광선을 신나게 쪼이고 자랐을 때에야말로 라이코펜과 글루타민산이 풍부하게 들어 있다. 한겨울에도 비닐하우스에서 재배되는 잘 익은 토마토를 먹을 수 있지만 온실의 화초처럼 자란 토마토와 비바람과 뜨거운 자외선 햇빛을 견디고 자란 여름 토마토의 맛과 영양은 비교할 수 없다. 그 계절에 만날 수 있는 제철과일과 야채, 해산물을 즐겨보자.

06   흡수율 높이는 조리법

 요즘은 가성비, 가심비라는 말이 대세다. 가격 대비 성능, 비용 대비 효율성을 추구하고, 가격 대비 마음의 만족을 추구한다. 그런데 비싼 유기농 야채를 샀음에도 그 영양가가 10분의 1도 내 몸에 못 들어온다면 얼마나 억울할까?

 건강을 위해서 채소를 종류별로 골고루 섭취하고자 하지만 무조건 채소를 챙겨 먹는다고 해서 채소에 있는 영양분을 잘 섭취할 수 있는 건 아니다. 당근은 생으로 먹을 때 흡수율이 10%에 불과하지만 칼질로 채쳐서 기름에 볶아 먹으면 흡수율이 60%로 높아지는 효과를 볼 수 있다. 건강에 좋게 하려고 살짝 찌는 경우도 있지만 당근은 기름에 볶았을 때 영양소 흡수율이 높아지니 채소마다의 성질에 맞게 알맞은 조리법을 쓰는 것이 좋겠다. 즉 생으로 먹을 때, 잘라 먹을 때, 익혀 먹을 때, 기름에 살짝 볶아 먹을 때, 각기 흡수율이 다르다. 채소에 따라 영양분의 흡수를 높이는 조리법이 다르기 때문이다.

토마토

토마토의 빨간색은 카로티노이드 색소 중 하나로 라이코펜이라는 강력한 항산화 효능을 가지고 있다. 토마토는 붉은색이 진할수록 라이코펜 함량이 증가하므로 빨갛게 익힌 완숙을 구매하고 안 익었을 때는 집에서 후숙을 시켜 먹는다. 항산화 성분인 라이코펜은 가열할 때 껍질에서 더 많이 빠져나와 그 함량이 더 증가한다. 라이코펜은 특히 지용성이라 올리브유와 같은 기름과 함께 섭취 시 그 흡수율이 더 증가하기 때문에 토마토를 익혀서 으깬 뒤 기름을 첨가해 먹거나 기름에 볶아 먹어야 영양분 흡수를 높일 수 있다. 예전에는 여름이면 토마토에 하얀 설탕을 뿌려서 먹었던 기억이 있다. 하지만 당분을 소화하는 데 토마토의 비타민 B군이 소모되기 때문에 이는 좋은 방법이 아니다.

피망

여러 가지 볶음 요리를 할 때 들어가는 피망. 피망에 함유된 베타카로틴 성분은 기름에 녹는 지용성 성분이기에 기름에 볶아 먹는 것이 흡수율을 높이는 법이다. 베타카로틴은 피부가 자외선을 방어할 수 있는 능력을 높여줘 피부 노화를 예방하는 효과가 있다. 피망은 과육이 두껍기 때문에 가열해도 비타민 C의 손실이 적은 편이다.

마늘

항암 식품인 마늘은 생으로 먹었을 때보다 삶았을 때 알리신으로 변해 발암물질 억제 성분이 더 많이 생성된다. 마늘은 생으로 섭취해도 좋지만 구워도 영양가 변화가 거의 없으며 특유의 매운맛이 사라져 먹기에 훨씬 좋고 소화 및 흡수율도 높아진다. 알리신은 강력한 살균, 항균 작용을 하여 식중독균을 죽이고 위궤양을 유발하는 헬리코박터 파일로리균까지 죽이는 효과가 있다. 또한 알리신은 소화를 돕고 면역력도 높이며, 콜레스테롤 수치를 낮추어준다. 흡수율을 높이는 흑마늘, 발효마늘도 많이 나오고 있다. 마늘은 끓는 물에 오래 삶을수록 알리신 생성이 많아지니 가정에서는 닭백숙이나 된장찌개 등에 마늘을 넣고 끓이는 조리법으로 마늘의 흡수율을 높일 수 있다.

브로콜리

세계 10대 슈퍼푸드로 선정된 브로콜리. 항산화 물질이 풍부한 브로콜리는 고혈압을 낮추는 칼륨, 당뇨환자에게 좋은 크롬, 임산부와 성장기 아이들에게 좋은 엽산, 골다공증에 좋은 칼슘과 비타민 C, 항암작용을 하는 베타카로틴, 암세포 성장을 억제해주는 설포라펜과 인돌, 시력보호와 눈에 좋은 루테인과 제아잔틴, 피로를 풀어주는 비타민 A, 위염과 위궤양에 좋은 비타민 U가 풍부하며, 칼로리가 낮고 식이섬유가 많아서 다이어트 식품으로 체중 조절에 효과적이다. 이렇게 좋은 브로콜리도 끓는 물에 넣고 끓이거나 삶으면 영양소 손실이 크다. 비타민 C, 엽산, 설포라펜 일부 항암물질이 파괴된다. 그러니 찌는 것이 가장 좋고, 살짝 데쳐먹는 것도 좋다. 브로콜리를 소금물에 30분쯤 담가두면 꽃이 열리면서 그 속의 먼지와 오염 물질이 제거된다. 그 후 끓는 물에 줄기를 먼저 넣고 송이를 나중에 넣어 살짝 데치면 색이 선명해지고 씹히는 맛을 살릴 수 있다.

가지

보랏빛의 안토시아닌이 풍부한 가지는 저칼로리 식품으로 항암효과는 물론이고 콜레스테롤 수치 감소로 심장질환과 뇌졸중 위험을 낮추는 효능이 있다. 가지 속에 많이 들어 있는 항산화 성분인 클로로겐산의 함량을 가장 높이는 조리방법은 찌는 방식이다. 생가지의 클로로겐산 함량이 100g에 271mg인데, 찌면 그 함량이 375mg으로 늘어난다. 끓이거나 전자레인지 조리 시는 도리어 생으로 먹는 것보다 클로로겐산의 함량이 적었다.

영양제, 건강보조식품도 흡수율을 따지는 시대다. 같은 식재료라도 조리방법에 따라 흡수율이 달라지니 채소가 가진 영양분을 제대로 흡수하려면 각 성분의 특성을 알고 적절한 조리법에 따라 음식을 만들어 먹는 것이 효과적이다. 적절한 채소별 조리법으로 채소의 영양분을 남김없이 흡수하자!

07

영양제 꼭 먹어야 하나?

영양제가 필수가 된 시대에 살고 있다. TV홈쇼핑에서는 오메가3, 크릴 오일, 홍삼, 비타민제, 아이들 영양제 등등 진짜 많은 영양제를 판다. 효능과 원료 설명에, 부족할 때 어떤 질환이 오는지까지 완벽한 설명으로 안 먹으면 안 될 것같이 광고를 하고 있다. 그렇다면 우리는 하루에 먹는 영양제가 몇 알 정도 될까? 한 알도 안 먹는 사람은 없을 것이다.

영양제란 영양을 보충하는 약으로 각종 영양 성분을 배합하여 정제나 음료의 형태로 만들어 복용과 체내 흡수를 쉽게 한 것이다. 충분한 식사를 통해 영양분을 섭취한 후 부족한 영양을 보충하는 것이 영양제다. 그런데 대부분 사람들이 식사는 부실하게 하면서 영양제로 건강을 챙기고 있다. 그것으로 위안을 삼으며 수명을 연장시키고자 하는 것이다.

그럼 영양제는 필수일까, 선택일까? 파이토 케미컬이 가득한 컬러풀한 식사로 잘 먹어도 비타민 D, 비타민 B, C는 부족하다. 환경오염으로 토양의 셀레늄이 부족해져서 식품을 먹더라도 비타민 B군과 비타민 C는 먹어줘야 하는 것이 안타까운 현실이다.

2020년 <SBS 스페셜> '끼니외란' 다큐멘터리에서 영양제 효과에 대해 찬성과 반대 측 입장을 조명하는 영양제 진실게임을 방영하였다. 방송에서 한 의사 부부는 영양제를 매일 적극적으로 복용하고 있다고 말했다. "몇 백 원짜리 영양제와 물만 있으면, 10초면 끝난다. 시간이나 돈이나 노력이라는 측면에서 굉장히 저비용이다. 우리가 누릴 수 있는 건강 효과는 상당하다고 생각한다." 그러면서 셀 수도 없는 양의 영양제를 털어먹고 있었다. 반면에 노스캐롤라이나대 영양학 교수 베리 팝킨씨는 가장 좋은 음식은 제철음식이라고 말했다. 존스홉킨스 대학의 에린 미코스 교수는 영양제에 돈 낭비하지 말라는 입장이며, 전 세계 200만 명을 대상으로 연구한 결과 비타민의 효능이 정확하게 입증되지 않았다고 했다.

의사, 약사 등 전문가들마다 영양제, 비타민에 대한 입장들이 서로 상반되는 경우가 많았다. 비타민을 먹으면 몸에 해롭다고 하는 전문가들도 있었다. 비타민의 효능을 입증하기란 쉬운 것이 아니다. 비타민의 종류 중 석유합성화합물에서 추출한 알약의 경우는 그 효과를 찾기 힘들다. 심지어 단단한 알약이 위를 통과하며 분해, 소화, 흡수되는 과정에서 우리의 많은 에너지가 소모된다. 정상적인 사람일지라도 합성 비타민은 위를 힘들게 하고 위 염증까지 만들 수 있다. 이런 측면에선 몸에 해롭다고 할 수 있다.

  수많은 영양제 중 이로운 영양제를 선택하는 것에서도 소비자의 지혜가 필요하다. '영양제 도움은 필수다'와 '제철음식만으로도 필요한 비타민과 미네랄이 충분하다'라는 상반된 주장은 어떤 것도 입증할 수 없다는 것으로 결론지어졌다. 모든 결정은 소비자인 우리의 몫으로 남겨졌다.

  나는 모든 것을 맹신하듯 영양제에 의존하지 말고 건강검진과 증상에서 나타나는 부족한 부분의 영양제만 섭취하면 된다는 결정을 내렸다. 영양제보다 우선되어야 할 것은 유기농의 제철 채소로 조리된 음식이다. 과학은 언제나 진행형이다. 지금은 어느 것이 정답인지 알 수 없다는 말이다.

영양제에 대한 패러다임을 바꿔보자

  언제부터인가 유산균 프리바이오틱스, 오메가3는 집집마다 필수가 되어 있다. '장 건강이 면역력이다'라는 말은 상식이 되었고 '유익균과 유해균의 균총이 맞아야 한다'며 프리바이오틱스 유산균제가 선전되고 있다. 숙변이 부패하여 염증을 만들고 있다는 건 누구나 다 아는 사실이다. 그래서 아침마다 시원한 변을 보기 위해 한 포씩 먹는다. 하지만 예전에는 유산균제가 없었던 대신 동치미 한 사발이면 되었다. 우리의 식습관이 서구화되고 야채와 과일의 섭취가 줄어들면서 바뀐 현상이다.

오메가3를 먹는 이유는 혈액을 원활하게 공급하기 위함이다. 잦은 육식의 밥상과 치킨, 삼겹살, 트랜스지방, 튀김음식이 많아진 결과 오메가3라는 영양제의 도움이 필수가 되었다. 그리고 비타민 D는 생명 유지에 필수적인 영양소라 불리는 것으로 비타민이라고 보기엔 하는 역할이 크다. 현실적으로 햇빛만으로 비타민 D를 합성하기란 불가능하다. 햇볕 자외선을 오래 쪼이면 피부 노화가 촉진되고 피부암이 생길 수 있어 자외선 차단 크림을 바르고 다니는 사람들이 많아지면서 비타민 D 부족 현상이 나타나고 있다. 물론 비타민 D는 음식을 통해서도 섭취할 수 있다. 말린 표고버섯, 달걀노른자, 생선, 간 등에 들어 있지만 체내 흡수율이 떨어진다. 그래서 영양제의 도움이 필수가 되었다.

나는 3년 전까지만 해도 영양제를 먹어본 적이 없다. 오메가3는 집집마다 다 있는 필수영양제라고 하기에 사두긴 했지만 안 먹다가 유통기한이 지나서 버리기 일쑤였다. 그만큼 영양제의 필요성을 못 느꼈고, '영양제도 약이다'라는 생각이 컸으며, '아픈 곳도 없는데 안 먹어도 돼'라고 생각했다. 그런데 마흔이 넘으니 오후 5시가 넘어가면 유독 다크서클이 발까지 내려오고 에너지가 떨어지면서 슬슬 짜증이 나기 시작했다. 끊임없는 육아와 살림에 피곤해도 쉴 수가 없었다. 나이가 많은 엄마라서 더 그런가라고 생각했다. 친정아버지가 간암으로 돌아가셨기에 간이 약해서 그런가 해서 건강검진을 해보았지만 모든 것이 정상이었다. 딱 하나, 비타민 D 수치가 정상보다 현저히 떨어져 있었다. 드롭형으로 800IU를 먹고 있었기에 그런 수치에 놀라웠다. 800IU도 나에겐 부족했던 것이다.

비타민 D가 부족하면 다크서클에 피곤함을 더 느낀다. 임신 때도 항상 비타민 D가 부족했고 이것은 나에겐 절대적인 필수 영양소였다. 이렇듯 사람마다 부족한 부분이 있다. 현재는 4000IU 캡슐형으로 먹는다. 그러자 진짜 다크서클과 피곤함이 없어졌다. 다크서클이 생기는 이유에는 여러 가지가 있는데, 나에겐 간 기능 부족이 아닌 비타민 D 부족이 원인이었다. 비타민 D 결핍증에는 비타민 D와 칼슘 보충제를 함께 복용하는 것이 바람직하다.

이렇듯 영양제를 누구나 다 먹어야 하는 것은 아니다. 누군가에겐 영양제가 절실하게 필요하고 누군가는 먹어도 전혀 효과를 못 볼 수도 있다. 건강검진을 통해 나에게 부족한 부분을 체크해보는 것이 먼저다. 특정 보양식이나 영양제에 의존하기보다 건강한 먹거리로 균형 잡힌 식사를 하는 것이 우선되어야 한다. 아침 사과 하나가 영양제보다 더 보약이 될 수 있다. 식사가 우선되고 나서 부족한 부분에서 영양제의 도움을 받는 것이 현명한 선택이 될 것이다. 영양제도 하나의 가공된 식품일 뿐이다. 어떤 것에서 추출했는지, 어떤 방법으로 추출했는지, 촉매제는 어떤 것이지, 비타민의 분자구조만 같다고 똑같은 식품의 비타민이 될 수 없다. TV 과장 광고에 속지 않는 현명한 소비자가 되어야 한다.

PART 6.
가정먹거리 연구소의 면역력 레시피

면역력 지키는 힐링 스무디

　면역력 강화에 있어 좋은 음식으로 채우는 것보다 더 중요한 건 면역력을 낮추는 음식을 먹지 않는 것이다. 아이들에게 뽀로로 음료수와 마이쮸를 주면서 영양제를 먹인다면 무슨 소용일까? 우유도 먹지 말아야 할 음식인데, 그렇다면 우리 아이들에게 무엇을 먹여야 하나 하는 생각이 들 것이다.

　우리 집에는 면역력을 지키는 힐링 스무디가 있다. 코로나 바이러스도 우리는 힐링 스무디로 막아냈다 해도 과언이 아니다. 아이가 감기에 걸리려는 낌새만 보여도 힐링 스무디를 평소보다 더 먹였다. 그러면 다음날 아침 언제 콧물이 나오려고 했는지도 모르게 더 이상 증상이 없었다. 고기를 많이 먹어 변 보는 것을 조금이라도 힘들어하면 힐링 스무디를 내밀었다. 그럼 변이 쌓여서 부패하려 하다가도 쑤욱 나왔다. 매일 먹였냐고 묻는다면, 솔직히 가끔 빼먹는 날도 있었다. 그런데 3~4일만 안 먹여도 아이에겐 반응이 즉각적으로 왔다. 그만큼 아이들에게는 섬유소 야채가 부족한 것이 현실이다.

　힐링 스무디를 먹이기 시작하고 2년이 지난 후, 2~3일을 멀다 하고 갔던 소아과 병원을 딱 두 번 가봤다. 코감기가 3일 정도 지속되기에 혹시 중이염이 아닐까 걱정되어 갔었는데 단순 초기 감기였다. 예전에 하도 증상이 많았으니 자라 보고 놀란 가슴 솥뚜껑 보고 놀란 격이었다. 이제 초기 증상쯤은 거뜬히 처리할 정도로 면역력이 높아졌다. 몸에 침입한 바이러스도 싸워 이길 힘이 생겼으니, 모두가 힐링 스무디 덕분이다.

지금껏 고열이나 장염으로 병원에 가본 적이 없다. 코로나19 위험 2단계였을 때도 내가 꼭 지켰던 것이 힐링 스무디다. 야채는 생으로 먹었을 때, 익혔을 때, 익혀서 갈았을 때, 저마다 흡수율이 다르다. 스무디 형태는 세포가 좋아하는 야채를 많이 먹기 위한 방법이기도 하다. 우리 집 면역력을 높이는 힐링 스무디를 소개하겠다.

뼈를 강화하는 케일 스무디

　뼈 성장의 재료는 칼슘이다. 칼슘이 충분해야 뼈의 성장이 원활하게 일어난다. 사실상 아이들이 먹지 말아야 할 식품 중 하나가 우유다. 나는 '아이 키 키우기 위해 뭘 먹여야 할까요?' 묻는다면 케일을 추천한다. 파이토 케미컬의 3대 면역물질은 케일, 고구마, 토마토다. 그중 쌈 채소로 많이들 알고 있는 케일은 녹황색 채소 중 베타카로틴이 가장 많은 채소다. 엽록소, 칼슘, 인 등이 많고, 피를 만들어주는 조혈작용, 빈혈, 장대사 증후군에도 좋다. 쌈으로 먹는 것보다 살짝 쪄서 주스 형태로 섭취하는 것이 영양의 흡수율이 높다.

　케일은 항산화제를 많이 함유하고 있는 채소 중 하나로서 비타민 A의 함량이 당근의 3배, 시금치의 7배이다. 브로콜리보다 베타카로틴은 7배, 루테인은 11배 많다. 비타민 K도 많이 함유되어 있다. 케일에는 항암작용이 있는 비타민 C와 E, B군도 풍부해서 동물실험을 통해 암 발생을 억제하는 작용이 있음이 확인되었다고 한다. 케일은 칼슘 또한 풍부해서 우유의 10배, 철분은 시금치의 4배에 달할 정도이며, 비타민과 단백질, 칼슘, 철분, 칼륨 등이 골고루 들어 있는 식품이다.

　함께 들어가는 재료로 사과 껍질의 펙틴은 위장, 대장, 변비에 효능이 좋고 심장질환, 암 발생률을 낮춰주며 이뇨작용, 콜레스테롤 수치도 낮춰주고 간 기능 개선, 다이어트에도 좋다. 그리고 잘 익은 바나나의 올리고당은 대장 유익균의 먹이가 되며 마그네슘, 칼륨, 미네랄이 풍부해서 변비와 눈 떨림을 방지한다.

케일 스무디 레시피 (2인분 330ml 2잔)

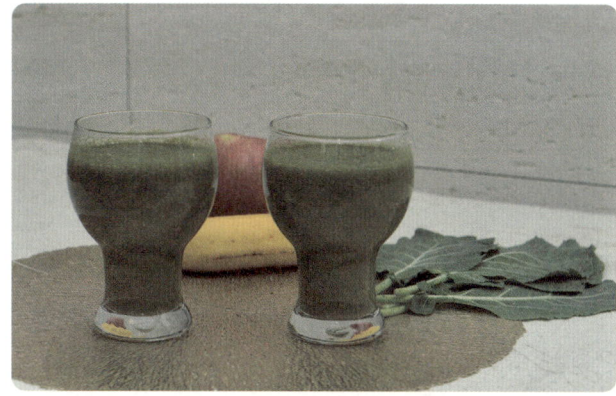

가정먹거리연구소 TV

+ 재료

유기농 케일 100g, 사과 1개, 바나나 2개, 정수물 500ml

+ 레시피

1. 케일은 흐르는 물에 잘 씻고 5분 정도 베이킹소다 물에 담가두다 흐르는 물에 헹군다.

2. 케일을 찜기 채반 위에 부채 펼치듯 펼쳐서 살짝 찐다. (10초)

3. 사과는 껍질째 사용하니 베이킹소다로 깨끗이 씻어준다.

4. 잘 익은 바나나를 준비한다.

5. 믹서기에 찐 케일, 사과, 바나나, 정수물을 넣고 갈아준다.

케일은 유기농으로 구매한다. 바나나는 껍질이 갈색 반점이 되었을 때 당도가 가장 높고 영양도 최고조다. 잘 익어서 세일하는 바나나를 사도 좋고, 싱싱한 바나나를 후숙해 먹어도 된다. 사과는 껍질째 사용하니 유기농 사과가 좋지만, 일반 사과도 잘 씻으면 되니 괜찮다. 보통 빨간 사과를 사용하지만, 여름에는 초록 아오리 사과도 좋다.

색을 보니 맛이 어떨지 상상이 되지 않겠지만 영양뿐 아니라 맛에도 반하게 될 것이다. 바나나, 케일, 사과 세 가지가 함께 시너지 작용을 하며 면역력을 올려준다. 칼슘이 필요한 성장기 아이들, 뼈 골절이 자주 나시는 분, 골다공증으로 뼈의 칼슘이 빠져나가는 어르신들에게 우유나 칼슘보충제보다 자연의 식재료, 찐 케일로 만든 케일 스무디만한 것이 없다. 그런데 칼슘을 보충해주는 것만큼 중요한 일은 보충한 칼슘이 빠져나가지 않게 지켜주는 것이다. 뼈를 약하게 하는 탄산음료와 카페인 음료는 반드시 제한해야 한다.

간을 회복시키는 비트 스무디

 피로는 간 때문이라는 말도 있듯 간은 몸속 화학공장이라 일컬어질 만큼 다양한 역할을 하고 있다. 우리가 입으로 먹는 음식과 약물, 코로 들어오는 흡입성 물질, 피부로 들어오는 물질 등 체내에 들어온 모든 물질은 간에서 여과, 해독 과정을 거친다. 여과, 해독 과정에서 가장 중요한 역할을 하는 간이 손상되면 혈중 노폐물들이 배출되지 못하고 쌓이게 된다. 쌓인 노폐물들은 염증과 궤양을 만든다. 그러니 간이 건강해야 해독작용을 잘해서 면역력이 높아진다.

 간 손상의 시작은 지방간이다. 지방간이란 간세포에 지방이 쌓이는 것을 말하며, 간에 지방이 축적되어 전체 간의 5% 이상이 지방이 되면 지방간으로 간주한다. 지방간은 크게 음주로 인한 알코올성 지방간과 지방간을 일으킬 수 있는 기저질환 없이 발생한 비알코올성 지방간으로 나뉜다. 지방간은 흔히들 과도한 음주로 인해 발생한다고 알려져 있다. 그러나 술을 전혀 입에 대지 않아도 서구화된 식습관, 비만을 비롯한 대사증후군 환자의 증가 등으로 인하여 비알코올성 지방간 환자가 지속적으로 증가하고 있다.

 특히 한국인의 경우 탄수화물 함량이 높은 흰쌀밥 위주의 식습관으로 지방간 발생 비율이 전체 인구의 약 30%에 이를 정도라고 한다. 따라서 건강하지 못한 식단, 약물 등이 축적되면 간에 무리를 줘서 손상을 일으킬 수 있다. 간을 건강하게 유지하려면 녹색잎채소와 같은 건강한 식습관을 유지해야 한다.

매년 감기약을 달고 살던 작은 체구의 내 딸이 아프면 항생제 약에 취해 밥맛도 없어져서 못 먹고 힘들게 늘린 몸무게마저 쭉쭉 빠지니 정말 속상했다. 한약도 먹여보고, 홍삼 주스도 먹여봐도 별 효과가 없었다. 하지만 이제 우리 가족의 아침은 일어나자마자 비트 스무디 한 잔을 마시는 것으로 시작한다. 아이가 변비 때문에 고열로 힘들어하면서 시작된 습관이다. 그렇게 3년째 마시면서 달라진 점, 이제 딸에게 변비는 없고 감기 없이 잘 지내고 있다는 것이다.

비트는 겨울 비트가 가장 색이 좋고 단단하다. 봄, 가을 비트는 약간 물컹하며 색이 그리 짙지 않다. 비트는 주먹만 한 알비트를 구매하는 것이 좋다. 구입한 비트는 하나씩 신문지에 싸서 냉장고에 한 달은 보관이 가능하지만 가끔 깜박 잊고 한 달이 지나 썩기도 하기에 구입한 비트 전부를 찌는 작업을 한다. 비트는 생으로 먹으면 비트가 가진 살리실산이라는 독성이 설사를 일으킬 수 있으니 쪄서 먹는 것을 권한다. 비트는 저온에서 쪄야 하는데 그 이유는 영양소 파괴를 최소화하기 위함이다. 다 찐 후 젓가락으로 쑥 들어가나 찔러본다. 간혹 집마다 화력이 달라서 약불에서 안 익을 수도 있기에 고구마가 익었나 찔러보는 것처럼 확인해본다.

잘 쪄진 비트의 껍질은 벗겨준다. 생으로 벗길 때는 힘들지만 찐 후에는 고구마 껍질 벗기듯 쉽게 벗길 수 있다. 껍질에 영양소가 많기 때문에 안 벗기고 먹어도 되지만 특유의 흙 맛을 싫어한다면 벗겨도 좋다. 비트를 식힌 후 먹을 만큼 소분하여 냉동 보관해준다. 찐 비트의 냉장보관은 2~3일 정도가 좋다. 식힌 비트는 지퍼백이나 플라스틱 통에 소분하여 냉동실에 얼려놓으면 필요할 때마다 꺼내서 이용하기 편리하다. 특히 여름철에는 얼려놓은 비트를 바로 갈아서 스무디하면 시원하니 맛있다.

비트 스무디 레시피 (2인분 330ml 2잔)

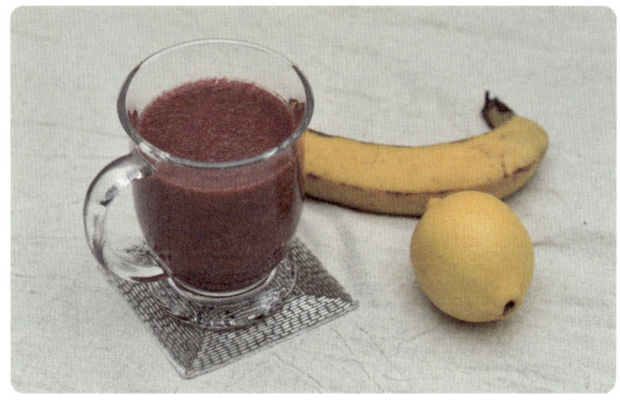

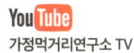
가정먹거리연구소 TV

+ 재료

찐 비트 240g, 잘 익은 바나나 300g, 레몬 반 개 짠 것, 물 600ml

+ 레시피

1. 생비트는 껍질째 잘 씻어 반으로 갈라 찜기에 물을 넉넉히 채우고 찜기 채반 위에 비트 껍질이 아래로 향하게 놓고 50분간 찐다.

2. 비트를 처음엔 강불로 끓이다가 바글바글 끓기 직전 약불로 줄이고

45~50분 정도 쪄준다.

3. 잘 익은 바나나를 준비한다.

4. 레몬은 절반을 잘라 짜둔다.

5. 믹서기에 찐 비트, 바나나, 레몬 짠 것, 정수물을 넣고 갈아준다.

우리 몸의 독소 제거에 일등공신인 비트의 빨간 색소 비트인은 간의 해독 능력을 올려주며 혈전 방지, 콜레스테롤 저하, 변비, 고지혈, 심뇌혈관, 지방간, 고혈압 예방 등 면역력 강화에 효과적이다. 비트는 특히 지친 간을 회복시키는 데 탁월한 뿌리채소다. 혈관 청소부라고 불리는 비트는 우리에게 익숙하지 않은 채소 중 하나다. 처음 레드비트가 주목받은 것은 다이어트 때문이었다. 100g에 39kcal라는 저칼로리 음식으로 포만감을 느끼게 해주고 배변활동을 돕는 식이섬유까지 풍부하다 보니 건강한 다이어트에 좋은 채소로 주목받았다.

레몬은 독소 배출과 비타민 C 가득한 상큼한 맛으로 비트 스무디와 잘 어울리고, 잘 익은 바나나는 장내 유익균의 먹이가 된다. 레몬은 노폐물을 배출시키는 이뇨작용과 해독작용이 탁월하다. 비트 스무디를 먹은 후 변이나 소변에서 붉은색이 나올 수도 있는데 비트의 비테인이 빠져나온 것이니 놀라지 말자. 몇 달 꾸준히 먹으면 그 현상도 사라진다.

비트 스무디는 아이들한테도 시판 음료수와는 비교도 안 되는 값진 음료다. 비싼 홍삼 주스 안에 면역력에 좋다는 사포닌이 얼마나 들었을까? 값싸고 쉽게 구매할 수 있는 식재료만으로도 충분히 면역력을 잡을 수 있다. 5대 영양소가 갖춰진 식사를 기본으로 하면서 추가로 비트 스무디를 생활화해보자. 나의 해독기관인 간을 위한 최고의 선물이다.

영양까지 챙기는 고단백질의 비트 클렌징 수프

　우리 몸의 독소 제거 일등공신인 비트를 이용한 영양 가득 한 끼 식사대용 수프를 소개한다. 다이어트하시는 분, 성장기 어린이 간식, 스트레스로 바쁜 직장인, 생리통이 심하신 분, 임신을 준비하는 분에게 추천한다. 비트 클렌징 수프의 재료는 비트, 병아리콩, 고구마, 양파다.
　병아리콩은 콩 중에서 단백질 함량이 100g당 17~21g으로 가장 높으며 지방이 적어서 체내 흡수 이용률이 높다. 고구마는 베타글루칸이 풍부하고 식이섬유 등 비타민, 무기질이 많이 함유되어 있다. 양파의 펙틴과 퀘세틴은 혈관에 특히 탁월하며 정화능력에 좋다. 꾸준히 먹는다면 건강한 다이어트까지 할 수 있다.
　90분을 삶을 거라서 생비트와 불린 병아리콩을 사용해도 된다. 혹 냉동실에 찐 비트와 삶은 병아리콩이 있다면 그것을 사용해도 좋다. 이렇게 해서 따스하게 먹으면 좋은 비트 클렌징 수프가 완성된다.
　아이들을 챙기다 보면 엄마들은 끼니를 놓치기 쉬운데, 그럴 때 라면이나 빵을 찾을 것이 아니라 비트 클렌징 수프를 먹으면 좋다. 포만감도 있고 영양까지 챙길 수 있는 좋은 수프다.

비트 클렌징 수프 레시피 (2인분 330ml 2잔)

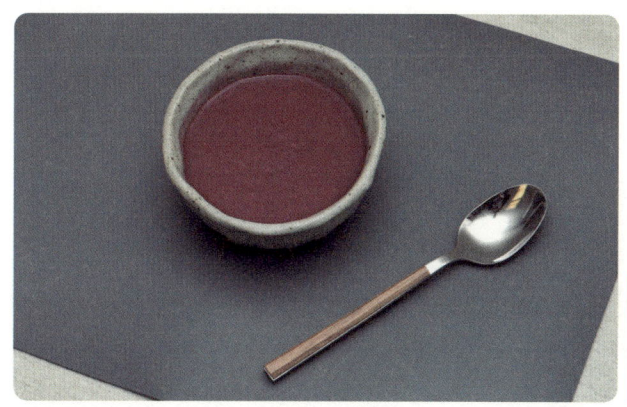
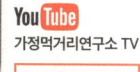
가정먹거리연구소 TV

+ 재료

비트 140g, 고구마 180g, 양파 100g, 불린 병아리콩 130g, 정수물 800cc

+ 레시피

1. 생비트는 껍질째 잘 씻어 4등분~2등분으로 깍둑 썰어놓는다.

2. 병아리콩은 10시간 정수물에 불린다.

3. 고구마는 껍질째 사용하니 깨끗이 씻어서 깍둑 썰어놓는다.

4. 양파는 껍질을 벗기고 깍둑 썰어놓는다.

5. 800cc 정수물에 고구마, 비트, 불린 병아리콩, 양파를 넣고 강불에서 끓이다가 끓기 시작하기 전 저온으로 낮춘 후 1시간 30분 삶는다.

6. 식힌 후 믹서기로 갈아서 먹으면 된다.

 # 면역력의 최고봉, 세포를 살리는 히포크라테스 수프

우리 몸에는 활동을 하면서 노폐물이 발생하는데 노폐물이 배출되지 않으면 쌓여서 독소가 된다. 몸에 독소가 쌓이면 활성산소가 증가하고 면역력이 떨어져서 염증성 질환과 만성피로 등 질병에 쉽게 노출된다. 뿐만 아니라 정상적으로 활동하게 해주는 자율신경과 호르몬 체계에 이상이 발생된다. 세포가 건강해지고 신진대사가 활발해지며 면역력이 올라가려면 체내 독소를 배출해야 한다. 독소 배출에 탁월한 히포크라테스 수프를 소개한다.

히포크라테스 수프는 기원전 550년경 만성질환 및 암 환자 치료를 위해 히포크라테스가 개발한 수프다. 이것을 1928년 독일인 의사 막스 거슨 박사가 자신만의 방법으로 현대화하여 식이요법, 해독요법으로 만든 음식이다. 암 환자나 만성 질환자들에게 처방하면서 전 세계에 알려진 것이다.

히포크라테스 수프는 코로나 바이러스를 이기는 면역력 강화의 최고봉으로 야채의 약리효과가 뛰어난 수프다. 하지만 그리 맛있진 않아서 선호하진 않는다. 우리 집도 처음 만들었을 땐 너무 맛이 없어서 아무도 먹지 못하고 그대로 버렸을 정도다. 원래도 야채를 잘 먹지 않는데 양파, 고구마, 토마토, 대파, 셀러리, 마늘, 파슬리 가루, 이 많은 야채가 들어갔으니 적응 못한 것이 당연하다.

혹 '난 염증도 없고 질환자도 아닌데 안 먹어도 되겠네.' 한다면 그건 아니다. 지금 우리 모두는 미세먼지로 가득한 환경에 살고 있으며 가공식품을 먹고 중국산 저가 조미료를 사용하는 외식을 조금이라도 하면서 산다. 따라서 현대인이라면 누구라도 세포에 독소가 쌓이고 있다고 말하고 싶다. 하지만 세포를 살리는 야채를 하루 얼마나 먹고 있는가? 부족한 야채를 히포크라테스 수프로 채워서 몸에 쌓인 독소를 해결하기 바란다.

히포크라테스 수프 레시피

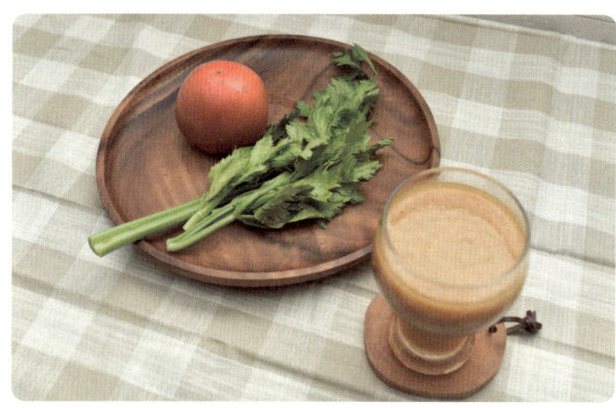

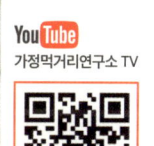
YouTube
가정먹거리연구소 TV

+ 재료

토마토 680g, 고구마 450g, 양파 600g, 대파 2뿌리, 셀러리 2줄기, 마늘 6쪽, 드라이 파슬리 조금, 정수물 1리터, 파뿌리, 양파껍질(가능한 유기농 식재료를 사용한다.)

+ 레시피

1. 잘 익은 빨간 토마토의 꼭지를 따고 4등분해둔다.
2. 고구마는 껍질째 잘라놓는다.
3. 양파는 껍질을 벗기고 4등분해둔다.(양파껍질도 필요하니 깨끗이 씻어서 분리해놓는다.)
4. 대파는 2뿌리를 제거하고 잘라놓는다.(대파 뿌리 2개도 깨끗이 씻어준다.)
5. 셀러리는 2줄기 준비한다.(셀러리 향이 싫은 사람은 잎은 안 넣어도 된다.)
6. 마늘은 6쪽 준비한다.
7. 파슬리는 드라이 파슬리로 조금만 넣는다.
8. 제일 무거운 것부터 고구마-양파-토마토-대파-셀러리-마늘-파슬리가 루-양파껍질-대파 뿌리-물 순으로 넣는다.
9. 파뿌리 2개와 양파껍질은 다 된 후 건져서 버릴 거니 한 곳에 두면 된다.
10. 히포크라테스 수프는 90도 이하의 저온에서 2시간 30분을 삶는다.
    저온에서 끓여야 야채가 가진 파이토 케미컬의 손실이 적다.
11. 삶은 야채를 믹서기로 곱게 간다.
12. 식힌 후 냉장 보관하면 된다.

유기농 재료를 사용하는 이유는 농약으로부터 조금 더 안전하고 일반 농산물보다 파이토 케미컬이 더 많기 때문이다. 조리도구인 냄비는 영양소 파괴가 적고 중금속 배출이 안 되는 스테인리스를 사용한다. 히포크라테스 수프에서 생즙을 먹지 않고 익혀서 갈아먹는 이유는 채소 속에 들어 있는 항산화 성분을 제대로 섭취하기 위함이다. 생채소는 단단한 세포벽인 셀룰로오스로 겉이 둘러싸여 있어서 그 안에 든 항산화물질을 먹을 수가 없다. 가열을 통해서 세포벽이 흐물흐물해지면서 그 안에 있던 영양소와 항산화 성분이 흘러나와야 효율적으로 흡수할 수 있는 것이다. 삶아낸 야채를 갈아서 먹으면 80~90%가 흡수된다.

히포크라테스 수프의 효능

히포크라테스 수프는 면역력 증강, 신장기능 향상, 암 예방 및 항암 효과, 해독작용, 혈중 콜레스테롤 감소, 위장과 장 건강에 효과적이다. 붉은 토마토의 라이코펜 성분은 항암 효능과 함께 항산화 효과가 있어서 활성산소를 제거해준다. 노화를 방지해주며, 혈전 형성을 막아주기에 혈관건강에도 매우 좋다. 그리고 양파의 퀘세틴은 간 보호와 체중 감량 및 콜레스테롤 양을 줄여주는 것으로 잘 알려져 있다. 이 성분 역시 항산화 작용뿐만 아니라 항암작용까지 해준다. 또한 마늘에는 알리신과 플라보노이드가 많아서 통증을 감소시킬 뿐만 아니라 면역력을 올려준다.

막스거슨은 50명의 암 환자를 거슨 의학으로 완치시킨 사례로 유명하다. 항암 치료의 완전체 식사인 히포크라테스 수프를 하루 500ml씩 3개월 동안 꾸준히 마신다면 염증과 대사증후군은 완화된다. 하지만 이를 만병통치약으로 생각하진 말자. 흡수율을 따져서 갈아서 먹는 수프만 먹는다면 영양소 불균형이 올 수 있다. 생채소와 익힌 채소의 황

금비율이 15 대 85인 것은 다 이유가 있는 것이다. 생채소의 줄기인 식이섬유를 먹는 것 또한 건강에 더욱 도움이 된다. 그리고 건강을 위해서 히포크라테스 수프를 먹는다면 부디 안 좋은 음식에선 벗어나보자. 평상시처럼 나쁜 식습관의 식사가 이어진다면 많은 효과를 보지 못할 것이다. 아무튼 히포크라테스 수프 한 잔으로 아이의 면역력과 가족의 건강을 꽉 잡아보자.

면역력 지키는 집밥 레시피

면역력 올리는 연근전

　뿌리채소로 겨울이 제철인 연근은 지열 작용, 소염 작용, 강장 작용, 피로회복, 감기, 기침, 천식에 효과적이며 기미, 여드름, 스트레스와 불면증에도 좋은 음식이다. 연근을 자르면 가는 실과 같은 것이 엉켜서 끈끈한 것을 볼 수 있는데 이것이 뮤신이라는 물질이다. 뮤신은 당질과 결합된 복합단백질로 세포의 주성분인 단백질의 소화를 촉진해준다. 연근은 흑임자 드레싱을 한 연근샐러드, 연근튀김, 연근죽, 연근전, 연근조림, 연근밥 등 여러 가지로 활용되지만, 아이들뿐 아니라 어린이 입맛인 어른들도 먹으려 하지 않는 식재료다. 그래서 연근을 갈아 넣어서 만든 돼지고기 연근전을 소개한다.

연근전 레시피

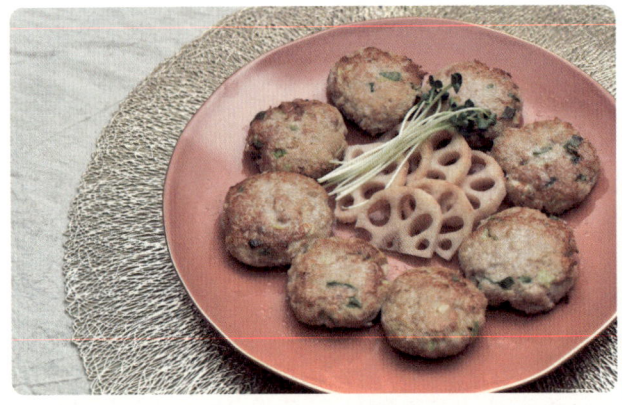

가정먹거리연구소 TV

✚ 재료

연근 200g, 돼지고기 300g, 소금 1/2t, 생강 1/2T, 다진 파 4T, 유정란 1개, 청주 2T, 전분 2T, 조림장(간장 1.5T, 청주 2T, 물 3T, 아가베시럽 1.5T, 통깨-가정에서 사용하는 간장의 염분에 따라 짤 수도 있으니 간을 보세요.)

✚ 레시피

1. 연근은 잘라놓은 연근이 아닌 통 연근을 준비한다. 연근을 흐르는 물에 가볍게 씻은 다음 필러로 껍질을 제거하고 잘 갈아준다.
2. 간 연근, 돼지고기, 소금 1/2t, 생강 1/2T, 다진 파 4T, 유정란 1개, 청주 2T, 전분 2T을 잘 섞어서 동그랗게 해주면 된다.
3. 프라이팬에 해바라기씨유를 두르고 노릇하게 구워준다.
4. 어느 정도 익으면 만든 조림장을 조금 붓고 마저 구워준다.

면역력을 높이는 채소의 미네랄이 가득한 닭백숙

　닭백숙은 단백질, 비타민, 미네랄이 가득 든, 우리 몸의 영양을 한껏 채우는 음식이다. 서양에서 감자치킨 수프는 감기에 좋은 요리로 알려져 있다. 그만큼 닭을 끓이면서 흘러나오는 20가지가 넘는 아미노산과 마늘, 당근, 양파, 각종 채소들의 미네랄이 국물에 가득 들어 있다. 닭백숙은 국물까지 꼭 드시길!

닭백숙 레시피

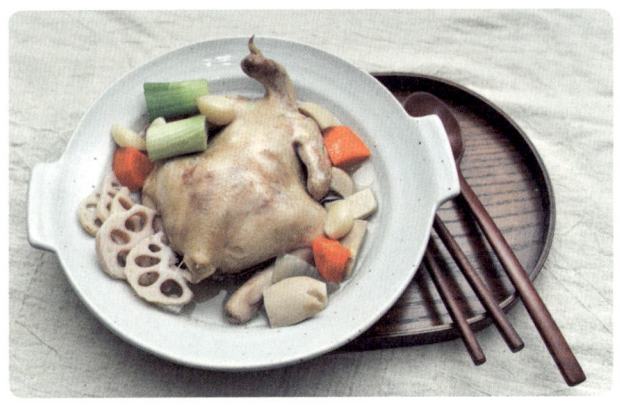

가정먹거리연구소 TV

＋ 재료

백숙용 닭 1마리, 양파 1개, 대파 1개, 당근 1개, 마늘 10개, 새송이버섯

＋ 레시피

1. 백숙용 닭을 사서 흐르는 물에 씻은 후 닭이 잠기도록 물을 채우고 끓는 물에 5분 끓인다. (닭기름 제거 및 불순물을 제거하기 위함)

2. 끓인 백숙 닭을 흐르는 물에 씻은 후 다시 정수물을 받은 뒤 채소를 모두 다 넣고 끓인다.

3. 양파 1개, 대파 1개, 당근 1개, 마늘 10개, 새송이버섯 등 채소를 많이 넣어준다.(대추, 은행도 넣어주면 좋다.)

4. 다 넣고 처음엔 강불에서 끓인 뒤 끓기 시작하면 중약불로 줄이고 50분을 더 끓인다.

5. 다 끓으면 영양 가득 닭백숙이 완성된다.

닭백숙에 황기를 넣어야 한다는 편견은 버리시길. 집에 있는 감자, 당근, 양파, 파, 마늘 등 채소를 많이 넣어서 푹 끓이면 닭에선 단백질과 아미노산이, 채소에선 비타민, 미네랄이 나온다. 이로써 보약이 필요 없는 닭 국물이 되는 것이다.

> 후기 이유식(생후 10개월~12개월)으로 활용 가능한 것이 채소 닭죽이다. 닭 육수에 불린 쌀과 다져놓은 당근, 양파, 시금치를 넣고 뭉근하게 30분 정도 끓여준 후 마지막에 삶아둔 닭을 잘게 썰어서 섞어준다.

건강한 아침 식사 레시피

퀴노아 에너지 죽

퀴노아 에너지 죽과 유정란 1개, 힐링 스무디 한 잔으로 아침이 건강해진다. 아침 식단에 좋은 에너지 수프로 단백질이 풍부한 곡류인 퀴노아로 만든 죽이다. 일주일치 죽을 만들어서 냉동한 후에 하나씩 꺼내서 데워 먹으면 아침이 간편해진다.

퀴노아 에너지 죽 레시피

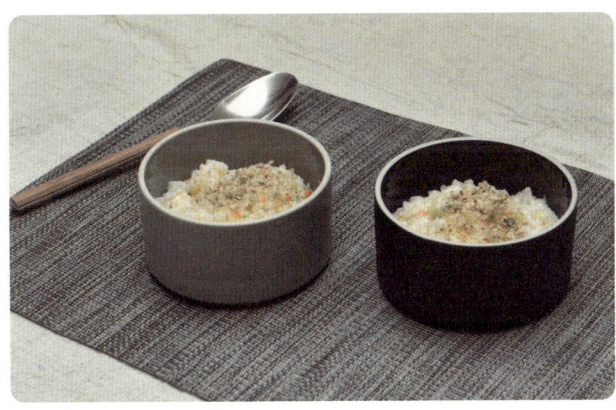

가정먹거리연구소 TV

➕ **재료**

퀴노아 30g, 녹두 45g, 멥쌀 55cc, 찹쌀 100cc, 양파 50g, 당근 30g, 버

섯 30g, 다시마 물 2L, 소금 약간, 해바라기씨유 약간

➕ 레시피

1. 퀴노아와 녹두는 거품이 나지 않게 충분히 씻은 후 정수물에 8시간 불린다.
2. 멥쌀과 찹쌀도 정수물에 2시간 불린다.
3. 정수물에 다시마를 넣고 끓여서 다시마물을 만든다.
4. 퀴노아, 녹두, 멥쌀, 찹쌀은 채반에 놓고 물기를 빼준다.
5. 양파, 당근, 버섯은 핸드 블렌더로 잘게 다져준다.
6. 스테인리스 냄비에 해바라기씨유를 두르고 다진 야채 중 양파를 제일 먼저 소금 간을 해가며 충분히 볶는다. 버섯과 당근을 차례로 넣으면서 소금 간을 하며 볶는다.
7. 퀴노아, 녹두, 멥쌀, 찹쌀을 다 넣고 쌀이 투명해지게 5분간 볶아준다.
8. 다시마물을 넣고 냄비 뚜껑을 닫고 중불로 끓이다가 약불로 줄여서 20분 이상 저어준다. 다 끓은 후 소금 간을 하면 완성이다.
9. 그릇에 퀴노아 에너지 죽을 담고 호박씨나 해바라기씨와 같은 다진 견과류나 깨를 뿌리고 들기름을 넣어 먹는다.

퀴노아 에너지 죽은 성장기 아이와 어른들의 아침 식사로도 좋은 에너지 죽이다.

퀴노아는 달걀흰자 단백질과 맞먹는 완전 단백질을 함유한, WHO에서 권장하는 곡류 중 하나로 섬유질이 많고 단백질이 풍부한 식품이다. 쌀 한 컵에 퀴노아 30cc를 넣어서 밥을 해먹으면 한 끼 밥에 단백질까지 섭취할 수 있다.

08 난임, 불임을 극복하는 레시피

체온을 올려주는 고등어조림

등푸른생선의 대표인 고등어는 9~11월이 제철로 이때가 살이 더 통통하게 오르고 영양도 맛도 좋다. 고등어에는 뇌 세포를 활성화해주는 DHA 성분이 풍부해서 두뇌 발달에 좋으며, 고등어에 함유된 셀레늄 성분과 핵산 성분이 체내 면역력을 강화시켜준다. 칼슘 역시 다량으로 들어 있고 비타민 D가 풍부해 뼈를 튼튼하게 해주며 골밀도를 높여준다. 고등어는 불포화지방산으로 이루어져 있어서 혈관 흐름을 원활하게 해준다. 고등어에는 오메가3가 많아서 중성지방 수치를 낮춰주는 역할도 한다.

고등어 음식으로는 고등어를 기름에 구워 고등어구이를 하거나 김치 넣고 빨갛게 조린 고등어조림을 많이 해서 드시는데, 간장으로 간을 해서 장어 맛이 나는 고등어조림을 알려드린다. 생강과 마늘을 듬뿍 넣기에 비린내도 잡아주고 장어 맛도 나는 음식이다. 열을 많이 내는 식재료인 생강과 마늘이 체온을 올려줄 것이다.

고등어조림 레시피

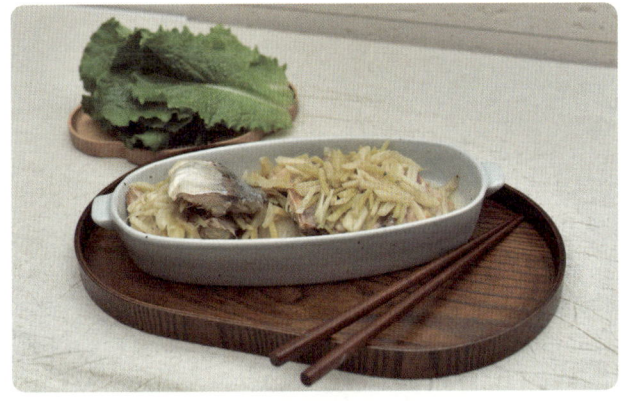

➕ 재료

생고등어 1마리, 생강 1쪽, 마늘 10개, 양파 중자 1개, 쌈 채소, 조림장(아가베시럽 2T, 저염 간장 2T, 청주 6T)

➕ 레시피

1. 고등어는 구이용으로 구입해서 포를 떠서 뼈는 제거하고 4등분해둔다.

2. 마늘과 생강은 가늘게 채 썰어둔다.

3. 양파는 얇게 채 썰어둔다.

4. 스테인리스 냄비에 얇게 채 썬 양파를 깔고 고등어를 얹은 다음 그 위에 채 썬 생강과 마늘을 올리고 소스를 넣고 뚜껑을 닫고 중약불에서 15분 정도 익힌다.(가정마다 냄비의 열전도율과 화력이 다르기에 불을 약하게 하고 50~100ml 정도 물을 넣으면 탈 염려가 없다.)

5. 15분 후 뚜껑을 열고 우러난 양념을 끼얹으면서 조려준다.

6. 조려졌으면 다시 뚜껑을 닫고 약불에서 익힌 후 수분이 생기면 다시 끼얹으면서 조려준다.

7. 양파와 마늘, 생강, 고등어를 접시에 담아 상추에 싸 먹는다.

전립선 강화에 도움을 주는 토마토 보양숙

토마토 보양숙을 만들 때 토마토를 찌는 이유는 토마토에 들어 있는 트랜스형 성분을 시슬형으로 바꿔서 라이코펜의 흡수율을 높이기 위함이다. 또한 토마토는 지용성이라 올리브유와 찰떡궁합이다. 그래서 올리브 오일과 함께 먹음으로써 지용성 물질인 라이코펜의 흡수율을 높인다. 이 음식은 세포막 형성에 좋고 LDL 콜레스테롤 산화를 막아준다. 견과류를 다져서 먹는 이유는 대충 씹다 삼키면 소화도 안 되고 빠져나가기 때문에 위의 부담을 줄이고 흡수를 돕기 위해서다. 그리고 불포화지방을 동시에 섭취함으로써 염증질환 예방에 시너지 효과를 얻기 위함이다.

다진 견과류에는 아연, 각종 미네랄, 불포화지방산, 비타민 E가 풍부한데 효능에 따라 위에 뿌려주는 것은 선택하면 된다. 호박씨가 좋은 이유는 남성 전립선에 좋은 쏘팔메토가 풍부하여 전립선염 예방 효과를 얻을 수 있기 때문이다. 해바라기씨에는 불포화지방산과 많은 항산화 성분이 함유되어 있어서 활성산소에 의한 세포 손상을 억제하는 효과가 있다. 방광염과 빈혈이 있는 여성에게 특히 좋으니 토마토 보양숙에 해바라기씨를 갈아서 드시길 권한다.

브로콜리는 염증 예방, 면역력 증강 및 항암 효과가 뛰어난 식재료다. 특히 설포라펜 섭취에 용이하다. 설포라펜의 황은 열에 약해 조리 시 쉽게 파괴되는 단점이 있어 섭취하기가 쉽지 않으니 유기농 브로콜리 동결 파우더를 이용한다. 토마토 보양숙에 브로콜리 동결 파우더를 뿌려 먹으면 염증 예방과 함께 면역력을 높일 수 있다.

토마토 보양숙 레시피

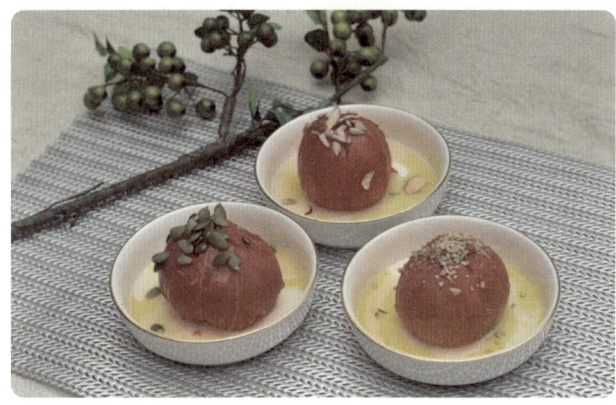
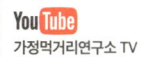
가정먹거리연구소 TV

✚ 재료

완숙토마토 1개, 올리브유 적당히, 다진 호박씨 1T, 아가베시럽 약간

✚ 레시피

1. 완숙토마토를 골라서 꼭지를 도려내고 열십자로 칼집을 낸 후 찜기에 4~10분 정도 찐다.
2. 찐 토마토의 껍질을 벗기고 올리브유를 적당히 뿌리고 다진 호박씨, 아가베 시럽을 뿌려서 먹는다.

견과류 가득 단호박찜

단호박은 펙틴 등 섬유질이 풍부한 채소 중 하나다. 베타카로틴이 풍부해서 면역력을 증가시켜 난소와 자궁의 염증을 예방한다.

단호박찜 레시피

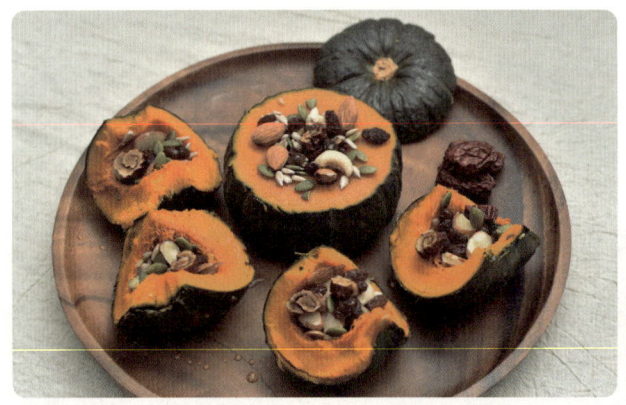

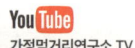
가정먹거리연구소 TV

+ 재료

단호박 1/4개, 밤 1개, 대추 3개, 건포도 1T, 견과류(아몬드, 호두, 해바라기 씨) 1T, 아가베시럽 2T

+ 레시피

1. 밤과 대추는 채 썰고 견과류는 적당히 다져준다.
2. 껍질째 씻은 단호박의 씨를 제거하고 4등분한 후 채 썬 밤과 대추를 올리고 찜통에 찐다.
3. 다 쪄진 단호박 위에 다진 견과류, 건포도를 올린 후 아가베시럽을 뿌

리면 완성이다.

병아리콩 두유

두유는 임산부와 성장기 어린이에도 좋고 골다공증 예방에도 좋아서 누구나 할머니댁에 갈 때 사가지고 가는 것이 두유다. 하지만 시중에 파는 모든 두유가 좋은 것이 아니다. 시판 두유는 당분이 많고 감칠맛을 내는 감미료, 착색 및 착향료가 들어 있어서 오히려 임산부들에게 악영향을 끼칠 수 있다. 두유제품 뒷면 성분표를 잘 살펴보고 인체에 유해한 식품첨가물이 들어가지 않았는지, GMO 콩이 아닌 국내산 콩을 사용했는지 확인 후 선택하길 바란다. 합성첨가물이 가득한 두유 대신 병아리콩으로 손쉽게 집에서 두유를 만들 수 있다.

두유를 만들기 위해 제일 먼저 할 일은 콩 선택이다. 병아리콩은 콩 중에서 단백질 함량이 높으며 체내 흡수율이 높다. 특히 임신 초기의 두유 섭취는 착상에 도움을 주며 임산부들의 빈혈과 저혈압 예방, 출산 후 젖의 분비를 촉진하는 역할도 한다. 또 태아의 두뇌 발달에도 도움을 준다. 병아리콩은 칙피샐러드로 활용되며, 밥에도 넣고 병아리콩 조림도 하며, 갈아서 콩 국물로 만들어서 콩국수도 할 수 있을 만큼 활용도가 높은 재료다.

병아리콩 두유 레시피

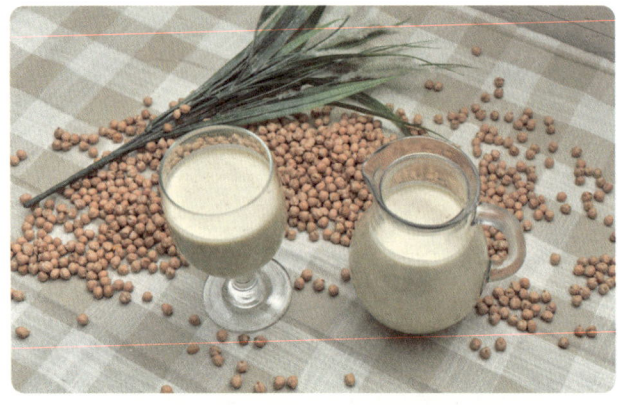

가정먹거리연구소 TV

✚ 재료

삶은 병아리콩 200g, 정수물 600ml, 견과류(아몬드, 해바라기, 호박씨), 소금 약간 (두부 반모를 넣어주면 더 고소하다.)

✚ 레시피

병아리콩은 10시간 정수물에 담아서 불려준다. 불린 병아리콩을 50분 동안 저온에서 삶아준다. 믹서기에 모든 재료를 넣고 갈아준다. 되직한 정도는 기호에 따라 물을 조금 더 넣어가면서 조절해준다. 캐슈넛이 있다면 함께 넣어주면 고소함이 더해진다.

병아리콩에 함유된 이소플라본 성분은 멜라닌 색소의 생성을 억제시켜 기미 등의 피부에 좋고, 노화방지에도 좋다. 두유에 함유된 이소플라본은 여성호르몬인 에스트로겐과 비슷한 효능을 가지고 있어서 여성호르몬을 낮춰주어 갱년기 증상을 완

> 화시킨다. 병아리콩에 함유되어 있는 사포닌 성분은 지방 분해를 촉진시키며 식이섬유와 올리고당이 포만감을 오랜 시간 유지시켜 음식물 섭취를 줄일 수 있어 다이어트에도 좋다. 병아리콩은 영양가가 매우 뛰어난 곡물 중 하나로 육류에 든 단백질과 달리 포화지방산과 콜레스테롤이 전혀 없어 성인병을 예방한다. 레시틴 성분이 혈중 콜레스테롤과 중성지방 수치를 감소시켜 혈압을 안정시켜주고 혈액순환을 원활하게 하여 고혈압이나 동맥경화, 심근경색증 등과 같은 혈관질환 예방에도 효과적이다.

두유는 병아리콩만 삶아놓는다면 5분 만에 간단하게 만들 수 있는 손쉬운 음식이다.

바쁜 맞벌이 부부를 위한 레시피

떡갈비의 무한 변신

떡갈비는 사다 먹는 음식이라고 생각하기 쉽지만, 의외로 손쉽게 만들 수 있고 활용 요리도 많다. 시중에서 판매하는 첨가물 가득한 떡갈비 말고 직접 집에서 만들어보자. 분명 맛에 반할 것이다. 떡갈비를 패티로 이용하여 수제버거를 만들 수 있고, 고급진 유니 짜장면도 만들 수 있다. 미리 만들어진 떡갈비만 있다면 짜장이 10분 만에 완성된다. 자투리 야채와 함께 떡갈비 볶음밥, 떡갈비 김밥, 떡갈비 유부초밥, 떡갈비 피자까지 만들 수 있다.

떡갈비 레시피

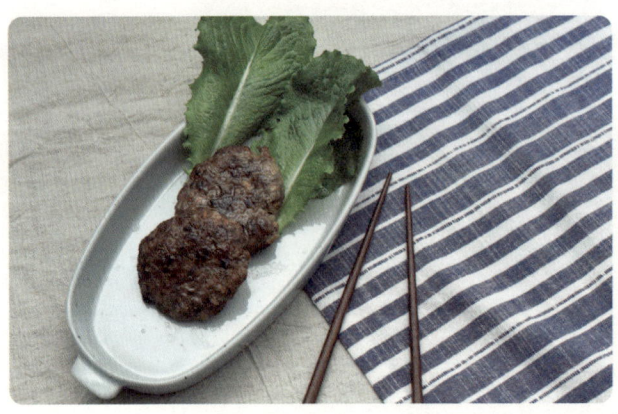

+ 재료

소고기 300g, 돼지고기 600g, 마늘 1T, 간장 1T, 소금 1T, 전분가루 3T, 당근 1개, 양파 1개, 버섯 3개

+ 레시피

1. 고기를 양념을 넣고 찰지게 치대어준다.
2. 당근, 양파, 버섯을 핸드 블렌더로 다져준다.
3. 잘 치댄 고기에 다진 야채를 넣고 섞어준다.
4. 동그랗게 만들어준다.
5. 예열한 팬에 노릇노릇 구워주면 된다. 나머진 냉동실에 차곡차곡 저장해놓는다.

냉파를 활용한 레시피

채소 김 마끼

냉장고에 채소만 있다면 쉽게 만들 수 있는 요리가 채소 김 마끼다.

채소 김 마끼 레시피

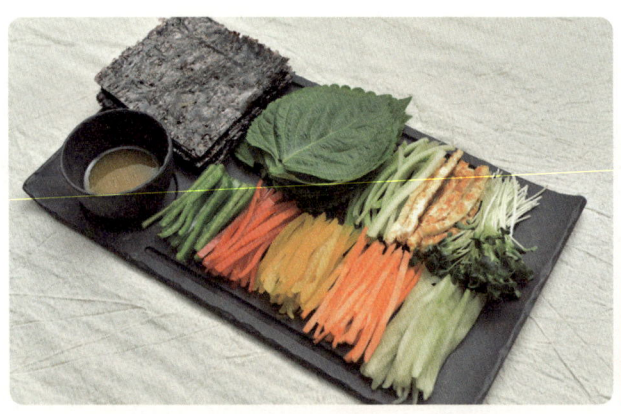

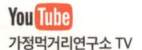
가정먹거리연구소 TV

➕ 재료

김 5장, 깻잎 20장, 오이 1개, 당근 1/2개, 셀러리 1줄기, 빨강·노랑 파프리카 1/2개씩, 청 피망 1개, 무순 1팩, 유정란 2개, 소스(저염 간장 2t, 레몬즙 2t, 아가베시럽 2t, 유기농 디종 머스터드 2t-짠맛이 싫을 땐 물 조금 추가)

➕ 레시피

1. 김은 구워서 4등분해두고, 깻잎은 깨끗이 씻어서 물기를 제거해준다.
2. 오이, 당근, 셀러리, 피망은 채 썰어둔다.
3. 파프리카는 포 떠서 가늘게 채 썰어둔다.
4. 한 접시에 모든 채소를 가지런히 담고 깻잎과 김도 준비한다.
5. 김과 깻잎을 포갠 후 나머지 채소를 싸서 소스를 넣어 먹는다.

영양 많은 가지롤과 계란 라이스롤

매일 똑같은 볶음밥에서 벗어나 영양과 맛까지 잡은 가지롤. 계란 지단과 가지를 잘라 구워 말아서 만든다.

가지롤 레시피

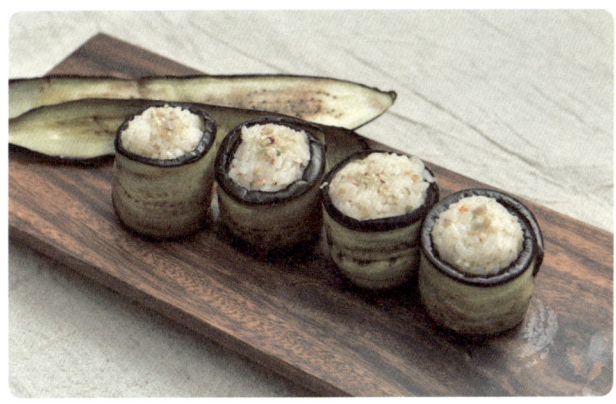

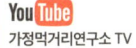
가정먹거리연구소 TV

+ 재료

가지 1~2개, 유정란 3개, 현미찹쌀밥, 무양파김치, 생바질 1~2장, 다진 견

과류(아몬드, 호박씨, 해바라기씨, 호두 등)

✚ 레시피

1. 가지는 길게 슬라이스로 썬 후 소금과 후추에 살짝 재워놓는다.

2. 예열된 프라이팬에 해바라기씨유를 두르고 가지를 구워낸 후 발사믹 식초를 덧발라준다.

3. 현미찹쌀밥에 견과류를 곱게 갈아서 넣어준다. (곱게 간 이유는 소화와 흡수율을 높이기 위함)

4. 3번에 참기름, 다진 구운 가지, 다진 무양파김치를 넣고 소금, 후추, 파슬리가루 약간 넣고 버무려준다. (파슬리가루 대신 생바질이나 바질가루를 넣어도 된다.)

5. 다 섞은 현미찹쌀밥을 동그랗게 말아 가지 위나 계란지단 위에 올리고 말아준다. 냉장고에 있는 재료에 따라 다진 소고기나 닭가슴살을 볶아서 넣어도 된다. 가지, 채소를 안 먹는 아이들에겐 잘게 다져 밥에 넣어주고 지단에 싸준다. 아이와 어른들이 간편하게 먹을 수 있는 영양 가지롤이다. 마른 김이나 찐 양배추, 케일 쌈에 말아줄 수도 있다.

최강의 다이어트 레시피

병아리콩 샐러드 with 레몬 드레싱

상큼한 레몬 드레싱을 한 다이어트에 좋은 샐러드다. 채소와 과일만으로 부족하기 쉬운 단백질과 비타민 B군을 닭가슴살이 아닌 식물성 단백질인 병아리콩으로 대체했다. 입맛을 돋우기에도 좋은 샐러드는 다이어트뿐 아니라 피부미용에도 좋다.

병아리콩 샐러드 레시피

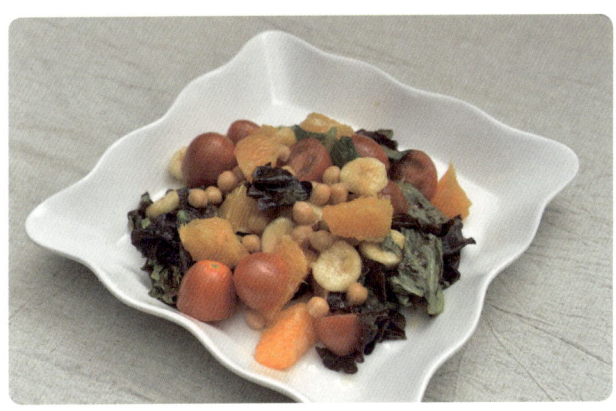

가정먹거리연구소 TV

＋ 재료

상추나 로메인 등 엽채류, 방울토마토 10개, 바나나 1개, 오렌지 1개, 삶은 병아리콩 200g, 드레싱(화이트 와인 식초 1T, 라임주스 60cc, 아가베시럽 3T, 디종 머스터드 1t, 소금 1/2t, 올리브유 3T, 청양고추 1개, 레몬 껍질(겉의 노란 부분만) - 화이트 와인 식초가 없다면 사과식초를 사용해도 되고 라임주스 없을 시 레몬 짠 것을 사용해도 된다. 레몬 껍질은 리모닌 성분 덕에 해독작용이 탁월하고 상큼한 맛이 배가된다.)

✚ 레시피

1. 상추나 로메인 등 엽채류를 잘 씻어서 먹기 좋은 크기로 뜯어놓는다.
2. 방울토마토와 바나나를 적당한 크기로 썰어서 준비한다. 오렌지는 껍질을 제거해서 준비한다. 레몬 껍질은 겉의 노란 부분만 필러로 깎아서 잘게 다진다. 병아리콩은 10시간 정수물에 불린 후 50분간 중약불에서 삶는다.
3. 드레싱은 라임주스에 올리브유를 제외한 모든 재료를 섞은 후 올리브유를 조금씩 부어가며 만든다.
4. 넓은 볼에 엽채류와 방울토마토, 바나나, 오렌지, 병아리콩과 드레싱을 잘 버무려 접시에 옮겨 담으면 된다. 위 과일 이외에도 제철 과일을 곁들이면 좋다.

두부 치킨 브리또

5대 영양소를 다 얻을 수 있는 한 끼 식사로 좋은 것이 두부 치킨 브리또다. 고영양 다이어트 식단으로 성장기 아이들 간식으로도 먹을 수 있다.

두부 치킨 브리또 레시피

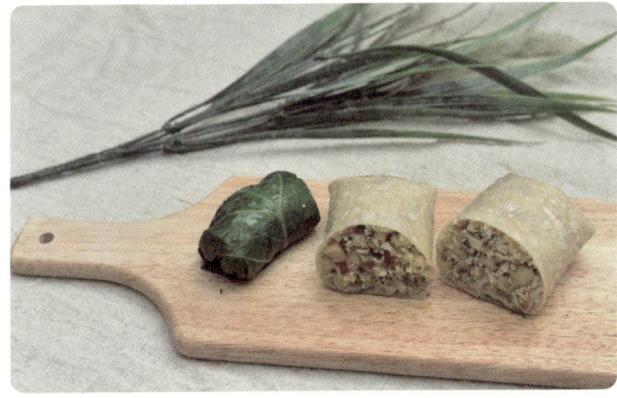

✚ 재료

닭가슴살 300g, 사과 1개, 양파 1개, 셀러리 100g, 두부 1모, 아몬드 다진 것, 또띠아 또는 케일 쌈, 소스(아가베 시럽 4T, 디종 머스터드 3T, 올리브유 4T, 레몬즙 3T)

✚ 레시피

1. 닭가슴살을 살짝 칼집을 내서 소금, 후추에 재웠다가 끓는 물에 넣어서 익힌 후 식혀서 핸드 블렌더로 갈아놓는다.
2. 사과를 껍질째 작게 깍둑썰기를 한다.
3. 양파와 셀러리는 각각 핸드 블렌더로 다진 후 소금에 살짝 절였다가 물기를 짠다.
4. 두부는 끓는 물에 살짝 데친 다음 물기를 짜서 으깬 후 프라이팬에 살살 볶아서 물기를 날려준다.

5. 소스 재료를 거품기로 잘 섞는다.

6. 넓은 볼에 갈아놓은 닭가슴살, 깍둑 썬 사과, 절인 양파와 셀러리, 으깬 두부를 넣고 잘 섞은 소스, 아몬드 다진 것을 넣어서 버무린다.

7. 또띠아나 케일 쌈에 재료를 넣고 잘 말아준다.

또띠아 만들기

+ 재료

우리밀가루 1컵, 계란 1개, 물 1컵, 소금 약간(1컵 200cc)

+ 레시피

프라이팬을 예열한 후 해바라기씨유를 살짝 두른 후 또띠아를 얇게 부쳐 낸다. 첨가물이 많은 소스들 대신 좋은 재료로 안전한 소스를 만들면 영양이 풍부한 음식을 섭취할 수 있다.

뱃살 빠지는 닭가슴살 깻잎쌈

새콤하고 아삭하고 담백한 닭가슴살 깻잎쌈이다. 운동하는 분, 다이어트하는 분들에게 단백질 공급원으로서 매일 먹는 것이 닭가슴살이다. 하지만 퍽퍽한 닭가슴살을 매일 먹기는 고욕이 아닐 수 없다. 닭가슴살 깻잎쌈은 닭가슴살을 잘게 찢어서 식감을 부드럽게 하고 풍성한 야채와 새콤한 소스, 견과류를 가득 버무려서 깻잎에 곁들여 먹는 야채 쌈이다. 야채 가득한 컬러 푸드로 건강하게 먹을 수 있다.

닭가슴살 깻잎쌈 레시피

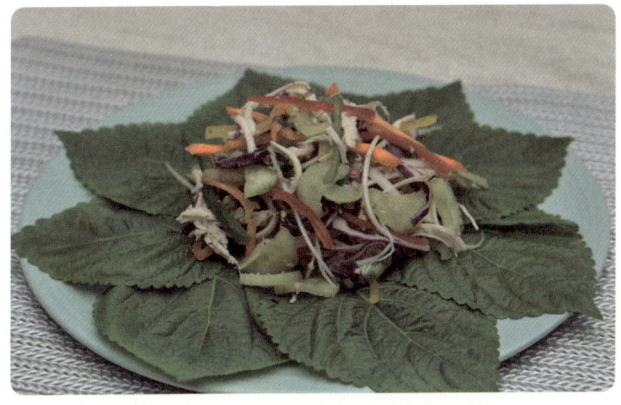

가정먹거리연구소 TV

✚ 재료

닭가슴살 400g, 오이 2개, 당근 1/2개, 피망 1개, 적채 2잎, 파 1/2줄기, 깻잎, 셀러리 잎, 식초 1t, 소금 약간

소스(다진 마늘 1T, 아가베시럽 2T, 저염 간장 50ml, 사과식초 100ml, 참기름 50ml, 셀러리 잎 다진 것 100g, 아몬드 간 것, 저염 간장은 집마다 농도가 다르니 간을 보면서 넣는다.)

✚ 레시피

1. 닭가슴살은 살짝 칼집을 내서 소금, 후추에 재웠다가 잡내를 잡기 위해 끓는 물에 월계수 잎과 통후추를 넣고 삶은 다음 건져서 식혀 잘게 찢어준다.
2. 오이는 반달 모양으로 어슷 썰어 소금과 식초 1t에 절인 후 꽉 짜놓는다.
3. 피망과 당근, 적채는 곱게 채 썰어놓는다.

4. 파는 잘게 썰어놓는다.

5. 큰 볼에 찢어놓은 닭가슴살과 채 썬 피망, 당근, 적채와 잘게 썬 파, 절인 오이 등 모든 재료를 넣고 만들어놓은 소스를 부어서 버무린 후 접시에 옮겨 담는다.

6. 깻잎과 상추에 싸서 먹는다.

해독을 돕는 레시피

당면 없는 우엉잡채

아삭아삭 씹는 맛이 매력인 뿌리채소 우엉! 우엉은 이눌린이 풍부해 신장 기능을 높여주고, 근채류 중 가장 많은 섬유소를 함유하고 있어서 장운동에도 도움이 되어 배변을 촉진해준다. 우엉은 당질이 많은 알칼리성 식품으로 칼륨, 마그네슘, 아연, 구리와 같은 미네랄이 많이 함유되어 있어 고지혈증, 고혈압, 당뇨 등 심혈관계 질환에 좋으며 신장의 해독과 변비, 면역력에도 좋은 식재료다. 다이어트뿐 아니라 해독작용에 좋은 음식이다.

우엉은 아삭아삭한 질감이 있어 조림, 찜, 샐러드, 무침, 튀김 등에 이용하고 찌개에 첨가하여 독특한 맛을 낸다. 우엉은 1~3월이 제철로 바람이 들지 않고 너무 건조하지 않은 것, 껍질에 흠이 없이 매끈하고 수염뿌리나 혹이 없는 것, 잘랐을 때 부드러운 것을 선택한다. 우엉은 저장 시 건조해서 마르지 않도록 주의하는데 신문지에 싸서 두면 오래 간다.

우엉은 거친 섬유질이 많아서 결대로 채 썰면 질기기 때문에 한쪽으로 비스듬하게 얇게 채 썰면 섬유질이 끊어져 편안하게 섭취할 수 있다. 우엉은 알칼리성으로 산성 식품인 돼지고기와 함께 요리하면 산성을 중화시키며 돼지고기 특유의 누린내를 우엉 특유의 향으로 제거할 수 있다.

우엉잡채 레시피

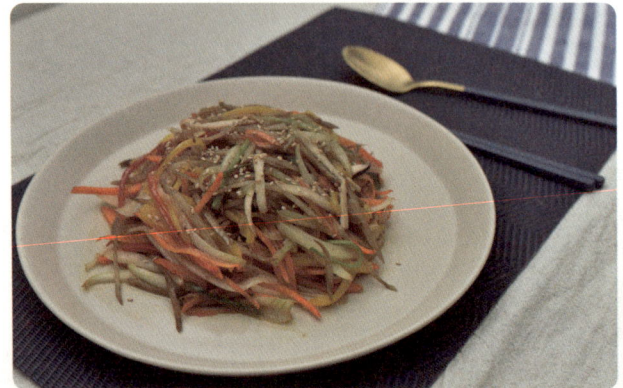

가정먹거리연구소 TV

✚ 재료

우엉 200g, 양파 1개, 당근 1/2개, 표고버섯 5개, 빨강·노랑 파프리카 1/2개씩, 청양고추 1개, 오이 1개, 참기름 1t, 통깨 1t, 후추 약간, 조림장(저염간장 3T, 아가베시럽 2T)

✚ 레시피

1. 우엉은 껍질을 칼등으로 긁어내리며 제거한다. 우엉은 결대로 채 썰지 말고 한쪽으로 비스듬하게 어슷 썰어 얇게 채 썬다.
2. 오이는 돌려깎기해서 씨를 제거하고 5~7cm 길이로 채 썬다.
3. 양파, 당근, 표고버섯, 빨강·노랑 파프리카, 청양고추도 모두 5~7cm 길이로 채 썬다.

4. 조림장 재료를 만든다.
5. 스테인리스 웍에 기름을 두르고 채 썬 우엉과 조림장 1/3을 넣고 볶아준다. 어느 정도 볶아지면 조림장 1/3을 넣어준다.
6. 우엉이 다 익으면 나머지 야채인 양파, 당근, 빨강·노랑 파프리카, 표고버섯, 청양고추, 오이 순서로 넣어가면서 볶아준다. 이때 나머지 조림장을 조금씩 넣어가면서 볶아준다.
7. 다 볶아지면 불을 끄고 참기름과 통깨로 마무리한다.

깐 우엉, 깐 연근은 사지 마세요!

마트에서 손쉽게 사게 되는 깐 연근, 깐 우엉, 깐 야채들이 대부분 갈변하지 않는 이유는 식품첨가물 때문이다. 공기 중 산소와 만나도 색이 안 변하게 들어간 식품첨가물 아황산염, 식품을 하얗게 만들고 변색을 방지하는 표백제는 남성이 피해야 할 1위 식품첨가물 중 하나이다.

조금은 귀찮더라도 껍질째 식품을 사서 사용하는 것만이 첨가물의 유입을 막는 방법이다. 바깥에서 썩지 않는 건 내 몸에서도 썩지 않고 차곡차곡 쌓인다는 것을 잊지 마시길!

부추 버섯 잡채

잡채란 말은 잡다하게 섞어놓았다 해서 생긴 요리명이다. 다채로운 색의 컬러 푸드로 채소 하나하나 가지고 있는 항암, 항염 효과가 있으며 면역력에 도움을 주는 성분이 가득 들어 있는 잡채는 몸속에 쌓인 노폐물과 독소 배출에 탁월한 음식이다.

부추 버섯 잡채 레시피

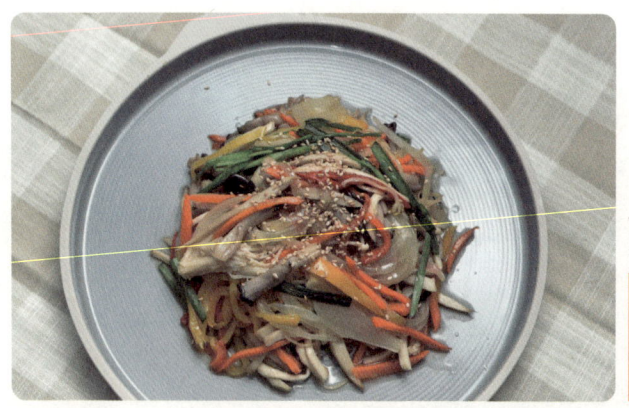
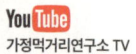
가정먹거리연구소 TV

+ 재료

콩나물 200g, 새송이버섯 큰 것 2개, 표고버섯 5개, 느타리버섯 200g, 팽이버섯 2봉지, 양파 1개, 빨강·노랑 파프리카 1개씩, 당근 1/2개, 부추 100g, 청양고추 2개, 양념(저염 간장 3T, 소금 약간, 녹말 물 100cc, 참기름 약간, 통깨 약간, 후추 약간)

+ 레시피

1. 새송이버섯과 표고버섯은 길게 채 썰어놓고 느타리버섯은 찢어두고 팽이버섯은 밑둥을 잘라놓는다.
2. 당근, 양파, 파프리카는 얇게 채 썰어놓는다.
3. 부추는 7cm 길이로 잘라놓는다.
4. 청양고추는 어슷하게 썰어놓는다.
5. 스테인리스 웍에 채 썬 양파와 청양고추를 깔고 콩나물을 넣고 팽이버섯을 뺀 모든 버섯을 올리고 당근, 파프리카를 넣은 후 저염 간장 3T를 넣고 중약불에서 익힌다.
6. 거의 다 익어가면 팽이버섯과 부추를 넣고 살짝 익힌 후 소금과 후추를 넣고 물기 있는 테두리로 녹말 물을 넣어가며 걸쭉하게 농도를 조절해준다.
7. 불을 끄고 참기름과 통깨로 마무리해준다. 걸쭉한 농도로 맞추어서 덮밥으로 먹기에 좋다.

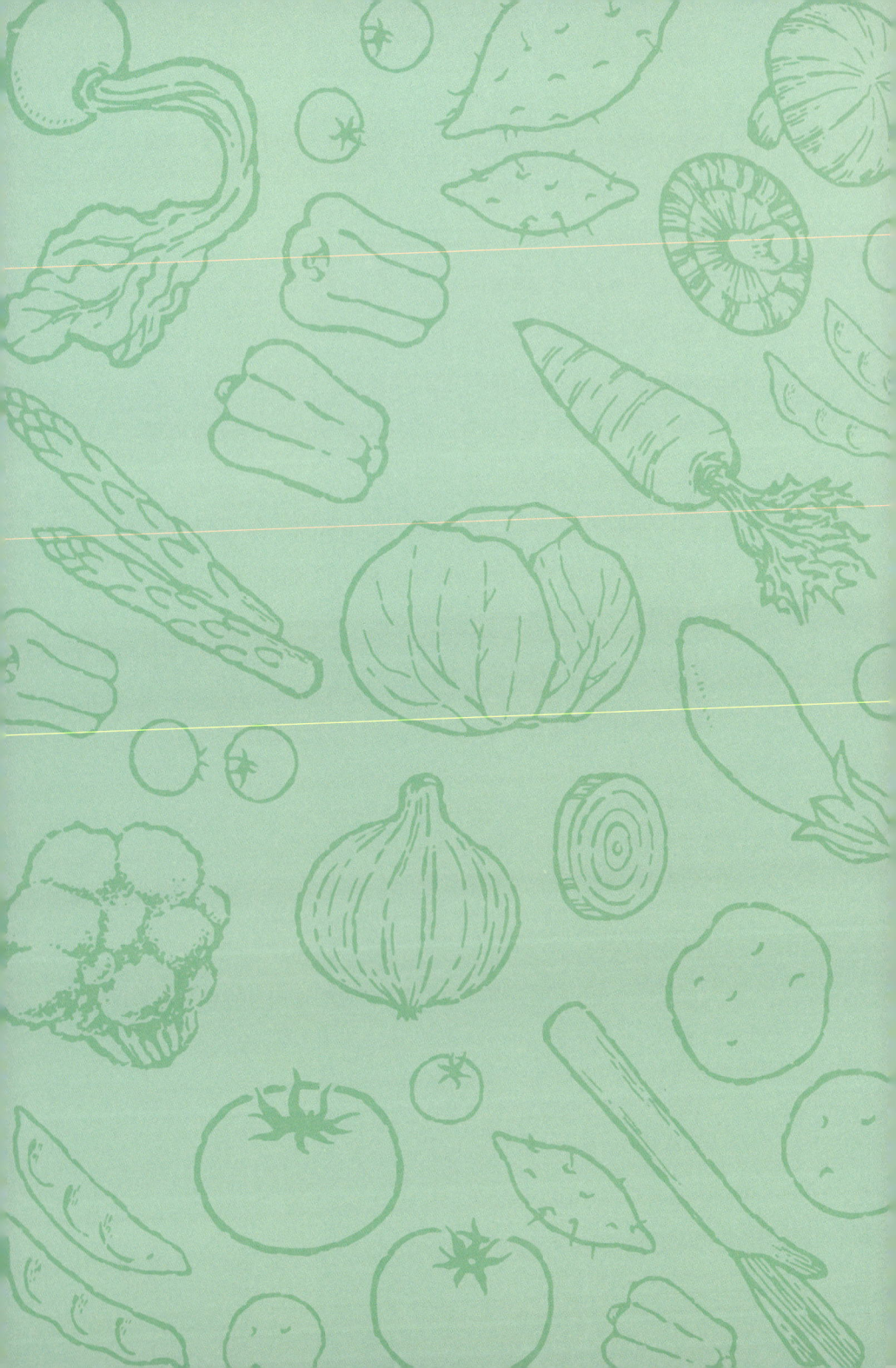

PART 7.

나를 살린
집밥
프로젝트

01   매일 집밥을 사랑하는 법

집밥이란 엄마가 나에게 주는 사랑이었다

 내 기억에 나의 엄마는 자식 삼남매를 애지중지 정을 표현하며 키우지 않았다. 내리사랑이라는데 지금 손자, 손녀를 대할 때에도 사랑이 뚝뚝 넘치게 해주시는 그런 할머니는 아니다. 엄마의 사랑을 갈구했던 나는 그나마 엄마의 사랑을 하교 후 우리를 맞아주고 간식을 만들어주고 아침저녁으로 해주시는 따스한 밥에서 찾았다.
 내 나이 마흔이 넘은 지금에 와서 생각해보니 나는 이 나이에도 꿈을 키우며 하고 싶은 것도 많은데 지금 내 나이의 엄마는 고등학생, 대학생이 된 우리들을 언제나 집에서 맞아주고 밥해주며 줄곧 엄마로서만 살아왔다. 어릴 적 아버지는 나더러 욕심이 똥구멍까지 찼다고, 다

가지지도 못하면서 욕심을 부린다고 나무랐다. 난 누굴 닮아서 그리 욕심이 많을까?

　엄마는 아빠가 돌아가시고 나서 첫 사회생활을 시작했고, 그때서야 비로소 엄마가 아닌 '전정란'이 되었다. 전정란은 당당했고 어디서나 인정받는 리더십 있는 사람이었다. 우리 삼남매가 짜증을 내고 툴툴댈 때도 한 번도 싫은 소리 해본 적 없는 순한 엄마라고만 알았는데, 알고 보니 누구에게 결코 얕보이지도 손해 보지도 않는 사람이었다. 내가 생각할 때 아빠가 반대만 안 했으면 엄마는 젊었을 때부터 사회생활을 해서 크게 성공하지 않았을까 싶다. 그런 엄마가 스물한 살에 시집와서 24년간 가정만을 지켰던 것이다.

　그런데도 나는 이기적이게도 받은 것은 생각지 않고 받고 싶은데 못 받은 것만 생각하며 살았다. 엄마에게 살가운 말을 듣고 싶었던 나는 엄마에게 정을 받지 못했다고 생각했다. 아이를 낳고 키우면서 못 받은 사랑이 더 크게 보여서 더 많은 분노가 올라왔다. 내가 낳은 내 새끼가 이리 예쁜데 우리 엄마는 나를 사랑하지 않았던 걸까? 사랑의 표현은 감추려 해도 어쩔 수 없이 나오는 건데 내가 귀찮았을까? 내가 갈망하던 엄마가 되어 내가 받고 싶은 사랑인 눈맞춤, 책놀이, 부비대기, 공감하기, 장난치고 놀기를 내 아이에게 주었다. 이게 최고의 엄마라 생각했다.

　그리고 주방에서 음식을 하는 것은 너무 귀찮고 하찮은 일로 여겼다. 밥은 밥이지 뭐, 그냥 대충 먹으면 되는 것 아닌가? 배만 채우면 되는 거라고 생각했다. 간단한 라면, 빵, 반조리된 음식과 국, 찌개를 즐겨먹었다. 음식을 하는 시간은 너무 아까웠다. 입으로 들어가 맛있기만 하면 되는데 굳이 시간과 노동을 들일 이유를 알지 못했다. 아이를 키우면서 매일 아침을 해 먹이는 것도 힘들었다. 매일 저녁 뭘 먹어야 하나라는 생각이 스트레스처럼 다가왔다. 아침 먹고 뒤돌아서 점심, 점심 먹고 뒤돌아서면 저녁. 누구도 알아주지도 않는 주방에서의 음식 준비.

아이와 시간을 보내는 것이 엄마의 역할 전부였고 음식을 준비하는 것은 하찮게 여겨 내 아이에게도 대충 먹이며 살았다. 내 엄마에 대한 분노와 서운함이 더욱 더 집안일은 쓸데없는 일로 생각하게 만든 것 같다. 그러다 내가 자가면역질환으로 아프고 아이가 고열로 아프면서 건강에 대한 걱정만 늘었다. 이 책 저 책 안 본 책이 없고, 이 병원 저 병원 안 다닌 데가 없다. 힐링 푸드를 배우고 먹거리 컨설턴트가 되면서 음식을 만드는 행위에 대한 나의 편견이 사라졌다. 음식을 사랑하지 않아서 나를 병들게 만들었다는 것을 알았다. 귀찮은 밥, 대충 먹은 밥, 하찮게 봤던 밥이 나의 몸 안에도 하찮게 들어와서 하찮게 쓰였다. 대충 먹는 식사에 건강한 음식은 넣어주지 않으면서 건강하길 바랐고, 안 아프길 바랐다. 지나친 욕심이었다.

나는 결혼 전까지 엄마가 해주는 밥을 당연하게 받아먹고 있었다. 새벽같이 일어나 매일같이 해주던 따스한 아침밥, 고3 때는 새벽부터 일어나서 싸주시던 도시락 2개의 정성을 알지 못했다. 소풍 때마다 아침에 김밥을 말아주시던 정성, 그 고소한 참기름 냄새가 모든 엄마들이 당연히 담당하는 것이라고 생각했다. 그것이 엄마가 해준 최고의 사랑이었다는 것을 미처 알지 못했다. 잘 먹지도 않고, 키도 작고, 입도 짧은 딸에게 하나라도 더 먹이고 싶었던 마음에 매일같이 장을 보고 맛있게 음식을 하는 정성이 보이지 않았던 것이다. 다만 어린아이였던 나는 엄마와 눈 맞추고 놀고 싶었던 것이다. 지금도 나는 엄마처럼 새벽부터 일어나서 가족을 위해 음식 준비를 할 자신이 없다. 하지만 이젠 집밥을 귀하게 여기며 주방에 서서 음식을 준비하는 수고로움의 시간을 사랑하게 되었다.

02 주방에서 보낸 시간이 가족을 살렸다

나라는 주부를 수식하면 앞에 베테랑 주부란 말을 써야 할까, 불량 주부란 말을 써야 할까? 결혼 13년차면 살림을 해도 4700날을 했고, 밥을 해도 5000회가 넘을 텐데 몇 해 전만 해도 그리 잘하지 못하는 왕초보 주부였기 때문이다. 나는 정말 음식과 요리, 살림과는 거리가 먼 사람이었다. 맛집 좋아하고 술 좋아하고 노는 것 좋아하고 친구 좋아하는 그런 평범한 여자. 결혼할 때는 흔히 신혼살림 사는 재미에 백화점에서 남자친구 팔짱 끼고 다니며 이것저것 고른다는데 난 인터넷과 홈쇼핑을 이용했다. 심지어 밥그릇, 냄비도 안 사고 친정 엄마가 안 쓰고 모아둔 유행 한참 지난 그릇을 들고 시집왔다. 있는 돈을 신혼집 구하는 데 다 써서 돈도 없었지만 주방용품에 그리 관심도 없었다. 그래도 내 돈 주고 숟가락, 젓가락은 사왔다.

결혼 후 신혼살림집에서 남편과 단둘이 친정엄마가 해주신 밑반찬에 전기밥솥이 해주는 아침밥을 먹는데 식탁이 없었다. 신문지도 없어 집 도배하고 남은 도배지를 깔고 그 위에 반찬과 밥을 펼쳐놓고 키가 180센티나 되는 남편과 허리를 구부리고 앉아서 서로 어이없어하면서도 웃으며 밥을 먹었다. 그러고 바로 나가 입식 식탁도 아닌 좌식 밥상을 동네 리빙 아울렛에서 4만 원을 주고 사왔는데 그 밥상을 10년 넘게 써왔다. 그 정도로 주방 살림에 관심이 없었다. 그러니 요리에 관심이 있었겠는가!

시집오기 전에는 밥도 안 해봤고 할 줄 아는 요리 하나 없었으며 김치찌개도 못 끓이는 '요알못'이었다. 심지어 라면도 내가 끓이면 맛이 없었다. 그러다 보니 음식 센스가 좀 있는 남편에게 빌붙어 살았다. 사이좋은 부부라 주말마다 친구들을 만나 술과 외식이 주를 이루었다. 마트에서 장을 보면 항상 마트 문 닫기 1시간 전에 가서 세일하는 즉석식품, 반조리 식품을 구매했다. 70% 세일하는 부대찌개를 완전 득템해서 8000원짜리를 2300원에 사오며 좋아했다. 매콤한 닭발을 마감시간에 할인 딱지 붙이기를 기다리다 50%가 붙여지면 얼른 카트에 담았다. '우린 너무 알뜰해' 하며 소주와 맥주를 집어드는, 죽이 척척 잘 맞는 부부였다.

요리한다고 이것저것 야채를 샀다가 다 썩어 곤죽을 만들기 일쑤였고, 그러다 보니 고스란히 버리게 되는 비싼 야채 말고 한 끼에 먹을 수 있는 반조리 식품으로 식탁을 풍성하게 채웠다. 그렇게 나는 실속 있게 장보고 알뜰살뜰 합리적인 소비를 하는 살림꾼 주부라고 생각하며 살아왔다. 나의 불량주부 이야기는 여러분보다 못하면 못했지 더 낫지는 않았다.

그러던 나는, 나를 살인자로 만들었던 유산이 하나님이 주신 벌인 줄 알았는데 선물이었다는 걸 알았다. 내 아이는 불량주부였던 엄마를 아프지 않고 살리기 위해 와준 선물이었다. 아이가 뒤늦게 와준 것도 예견된 일이 아니었나 싶을 정도다. 예전이라면 아무 관심이 없었던 환경, 음식, 건강에 관한 일을 내가 지금 하고 있으니 말이다. 날 아는 지인들은 내가 이런 일을 하고 있다는 것을 믿지 못한다. 심지어 남편도 "살던 대로 살아, 못하는 걸 왜 그리 하려 해"라고 한다.

'위기가 기회다'라는 말이 있다. 그땐 죽을 것 같던 것이 지금 나에게 포기하지 않고 해나갈 수 있는 원동력이 되었다. 안 하고 못하던 주방 일을 놓지 않고 할 수 있었던 것은 내 딸에게 나와 같은 난임의 아픔을 주고 싶지 않아서였다. 내 아이만이라도 건강하게 키우기 위해 했던 주방에서의 노력과 실천이 이젠 나도 남편도 건강하게 살 수 있다는 확신으로 변한 것이다.

03

병실 1시간과 바꾼 주방놀이 1시간

나의 아버지는 내가 스물세 살 때 간암으로 돌아가셨다. 간염 보유자셨지만 회사도 다니시고 긴 시간 관리를 잘하셨다. 하지만 회사의 진급시험 스트레스로 황달이 오고 복수가 차더니 병원 입원 한 달 만에 아빠를 보내드려야만 했다. 스물세 살 성인의 나이였지만 난 아이였다. 보낼 마음의 준비를 어떻게 하는지도 모른 채 혼자가 되었고 장례를 치르면서도 실감하지 못했다. 그러고 한 달이 지나고 내 인생의 중심이던 아빠가 집에 없다는 것이 더더욱 나를 힘들게 했다. 게다가 병실에 있는 한 달 동안 '아빠, 사랑해. 잘 키워줘서 고마워요'라는 말을 한 번도 하지 못하고 보낸 미안함이 짐처럼 다가왔다.

처음 주방에서 시간을 보내기로 약속하고 음식을 하면서는 짜증이 많았다. 예쁘게 잘 썰어놓고선 다 태우기도 하고 생각대로 잘 안 되니 짜증이 났다. 그러면 남편은 나에게 "왜 그렇게 잘하지도 못하는 음식을 하면서 짜증을 내, 안 해도 돼"라고 했다. 나도 내가 왜 이렇게 집착 아닌 집착을 할까 걱정이 되었다. 건강염려증 환자가 되어가는 것인가? 왜 그렇게 안 되는 음식을 하려는지 스스로에게 묻고 또 물었다.

난 내 딸이, 내 남편이, 내가 병들어 아프고 죽는 것이 두려워서 하는 거라고 생각했다. 근데 죽음의 두려움은 없었다. 내 안의 근원적인 두려움은 내가 혼자 남겨지는 것이었다. 아빠를 보내고 나서 엄마에게는 심한 우울증과 함께 고혈압까지 찾아왔다. 그땐 지나가는 내 또래의 딸과 아빠만 봐도 눈물이 날 정도로 내 감정도 감당이 되질 않았기에 혼자가 된 엄마를 보살필 여력이 없었다. 그때 우리 엄마 나이가 44세. 지금 내 나이도 그렇다. 내가 지금 혼자가 되는 걸 감당할 수 있을까? 여덟 살인 딸과 아빠 없는 세상에서 아픔을 가슴에 묻고 살아갈 수 있을까?

난 병실에 있을 1시간을 바꿔야겠다고 생각했다. 지금 뭘 할 수 있을까? 보험을 들까? 운동을 할까? 그것보단 건강하게 살기 위해 올바른 음식을 넣어주기로 했다. 하지만 주방에서 재료를 다듬고 썰고 대충 먹던 습관을 바꾸는 것은 쉬운 일이 아니었다. 편한 길, 편한 삶을 살았으니깐 배달해 먹어, 나가서 먹어 하며 피해 다니던 주방이었는데 친해지기로 맘먹었다. 그래 하루 한 시간, 밥이 되든 죽이 되든 내가 해보겠어. 하지만 주부 초보는 한 시간에는 아무것도 끝낼 수 없었다. 준비하는 데 한 시간, 음식하는 데 한 시간, 설거지하며 뒷정리하는 데 한 시간, 이렇게 해서 보통 3시간이 걸렸다. 그래 봐야 꼴랑 반찬 2~3개,

메인 음식 1개였다. 3시간을 걸려서 만들었는데 먹는 데는 20분도 걸리지 않았다. 힘 빠지는 주부 놀이 시간이었다.

그 시간이 쌓여서 성공한 음식, 가족들이 만족하는 음식이 만들어지면서 나만의 요리 노트를 만들었다. 해먹을 것이 없으면 노트를 보며 외식과 배달의 유혹을 벗어던졌다. 한눈에 보이는 나만의 요리 소책자 레시피를 만들었다. 시중에는 백종원 레시피, 김수미 레시피 등 유튜브에도 세고 센 게 레시피들이다. 하지만 먹어보니 별로인 적도 있고, 나는 맛있는데 가족들은 안 좋아해서 다시는 안 만들게 되는 음식도 있다. 네이버 검색을 해서 만들었는데 너무 맛있어서 다음에 또 만들려니 어떤 것을 보고 했었는지 찾을 수 없던 적도 있었다. 매번 찾아야 하는 레시피에서 벗어나야겠다 싶어서 '오늘은 뭐 먹지'의 배달 책자처럼 우리 집만의 요리 책자를 만들기 시작했다.

그렇게 시작한 주방 놀이 시간의 원칙은 이렇다.

1. 저녁 주방에 있는 시간을 1시간 내자
2. 채소를 먹일 방법을 찾자
3. 억지로 먹이지 말자

견과류 좋은 건 알겠어, 그런데 어떻게 먹일까? 견과류를 곱게 갈아서 들기름 뿌려 주먹밥을 만들어 치즈와 계란으로 돌돌 말아서 견과류를 먹은 줄도 모르게 만들었다. 야채 좋은 건 알겠어, 그런데 어떻게 먹일까? 갖은 야채를 식감도 느낄 수 없게 곱게 갈아서 계란말이, 계란찜을 하고, 밥할 때, 동그랑땡 할 때 넣었다. 과일 좋은 건 알겠어, 그런데 어떻게 먹일까? 과일을 달달한 바나나나 고구마와 갈아서 맛있게 아가베시럽까지 넣어서 주스로 만들어 많은 양의 과일을 먹였다. 아이는 처음엔 야채가 보이는 것으로도 거부감을 가지더니 안 보이게 식감도 느낄 수 없게 만들어 먹였더니 신기하게 절대 안 먹던 파프리카를 먹으며 먹을 만하네가 됐다. 그동안 끊임없이 여기저기에 넣어준 채소, 서서히 그 맛에 익숙해지는 과정이었다.

면역력 집밥 전문 먹거리 컨설턴트지만 처음부터 집밥이 쉬웠던 것은 아니다. 13년간 요알못이라 하면 믿겠는가? 주방은 남편 영역이었고 나는 숟가락 점수를 매겨주는 시청자였다. 지금도 매 순간 고비가 찾아온다. 하지만 내가 해야 하는 이유를 찾으니 지속하는 힘이 생긴다. 여러분도 해야 할 이유를 생각해보고 냉장고 앞에 써놓으면 오늘도 내일도 하게 될 것이다.

04 매집사, '매일 집밥은 사랑입니다'

먹거리 컨설턴트 공부를 통해 지금 나와 가족이 먹는 것이 모두 예쁜 쓰레기였다는 것을 깨달았다. 그 즉시 냉장고에 있는 가공식품인 예쁜 쓰레기를 모조리 비우고 면역력을 높이는 올바른 집밥을 만들어 먹기 시작했다. 올바른 집밥을 생활화하면서 놀랍게도 약으로도 낫지 않았던 고질적인 자궁질환과 생리통이 사라지고, 이유를 알 수 없이 반복되던 아이의 고열도 더 이상 나타나지 않았다. 내가 먹는 것이 바로 나라는 사실을 절감하지 않을 수 없었다. 나의 습관성 유산은 재수가 없어서 온 것이 아닌 내가 먹은 음식이 만든 결과였다. 우리 몸은 너무나 정직하다. 먹는 것만 바꿔주었을 뿐인데 독소가 빠지고 그곳에 새로운 세포가 채워지며 재생되기 시작했다. 올바른 식사법이 내 가정의 건강을 살렸다고 자신 있게 말할 수 있다.

먹거리 컨설턴트이기에 질환을 가진 의뢰인들을 자주 접한다. 그런데 모든 질환들이 눈앞에 보이는 치료에만 집중되어 있다. 치료보다 그 병이 온 원인을 바라보고 식습관을 변화시켜야만 하는데 당장 힘든 증상의 치료만 하는 것이 안타까웠다. '유방암, 아토피, 자궁질환, 장누수 증후군, 고혈압, 당뇨 등을 질환이 오기 전에 예방할 수 있다면 얼마나 좋을까'란 생각이 항상 나를 따라다녔다. 불과 1~2년 전에만이라도 식습관 관리를 했었다면 지금과 같은 질환으로 고통받지 않았을 텐데, 힘들어하는 의뢰인들을 보며 안타까웠다. 나는 본격적으로 건강서적과 육아서적을 연구하면서, 면역력을 높이는 음식과 건강을 위한 진짜 음식에 대해서 공부하기 시작했다.

음식 하는 것도 싫어하고 조리도구 하나 제대로 없던 내가 요리를 돈 주고 배우게 될 줄은 몰랐다. 먹거리 컨설턴트 공부를 하고 배운 이유는 질환을 가진 의뢰인을 컨설팅하기 위한 것이 아니었다. 그보다 먼저 내 가족과 내가 건강한 몸이 되기를 바라는 마음이 컸다. 배우는 과정에 가르쳤던 선생님은 우리를 보고 '의뢰인을 컨설팅하는 우리는 아플 자격이 없다'라고 했다. 다른 사람에게는 음식으로 건강을 되찾을 수 있다고 말하면서 정작 본인이 아프다면 어떻겠는가?

먹거리 컨설턴트 일을 하면서 만난 의뢰인들이 궁금해하고 알고 싶어 하는 이야기들, 아이를 면역력 있게 건강히 키우기 위한 집밥과 여성 질환을 예방하는 식습관과 영양에 대해 블로그에 글을 쓰기 시작했다. 블로그 글마다 많은 엄마들이 공감해주었다. 심지어 스무디와 수프를 따라 만들며 실천해보시는 분들도 생겨났다. 생각보다 많은 분들이 진짜 음식에 대해 관심이 있다는 것을 알았다. 건강한 집밥을 안 한 것이 아니라 몰라서 못했구나라는 것을 알았다. 이에 넘쳐나는 정보 속에 광고가 아닌 정확한 이야기를 해주어야겠다고 생각했다. 정보 글에서 끝나지 않고 실천하고 실행할 수 있는 이야기를 전달하기로 했다.

'아는 것이 힘이다. 아는 것을 실천했을 때 더 큰 힘이다'

　나의 좌우명과 같은 말이다. 실천하지 않는 앎이란 무용지물이다. 그만큼 자신의 건강이 먼저이다. 말뿐인 사람이 아닌 스스로 올바른 식습관을 매일 실천해 건강을 유지해서 몸이 배운 것을 말하는 안내자가 되고 싶었다. 하지만 현실은 그리 녹록하지 않았다. 40 평생 해오던 습관이 1년 조금 배웠다고 그리 쉽게 변하겠는가? 편리함에 쉽게 선택하게 되는 외식과 간단 식품들의 유혹, 숯불고기 집으로 자연스레 가는 발, 아이에게 아이스크림을 먹이는 손이 있었다. 극한의 상황인 암 환자가 되지 않고서야 변화할 것 같지 않았다.

　강제로라도 매일 집밥을 하려면 어떡할까? 고민 중에 '매일 집밥은 사랑입니다', '매집사 프로젝트'를 만들었다. 한 달간의 프로젝트는 이렇게 나를 담금질하기 위한 프로젝트였다. '한 사람이라도 모집이 되면 한다'는 심정으로 모집 공고를 냈는데 너무나도 떨렸다. 어떻게 진행할지 기획도 되지 않았고 무모하게 극한의 상황에 나를 집어넣은 것이다. 나를 먹거리 컨설턴트의 길로 꼬드긴, 이미 먹거리 컨설턴트 4년

차인 대학 친구에게 전화를 했다. "나 일냈어, 도와줘." 그렇게 시작된 매집사. 유료 프로젝트였는데 첫 모집인원이 7명이나 되었다. 나를 뭘 믿고 돈을 내고 왔을까 하는 생각이 들었지만, 1년간 꾸준히 매일 1일 1포스팅 블로그로 집밥을 알린 것이 헛것이 아니었구나 싶었다. 모든 기록이 나의 명함이었다. 꾸준히 해온 블로그, 유튜브가 나를 신뢰하게 만들었다. 오프라인 수업과 강의가 아닌, 처음 해보는 온라인 카톡 세상인 온택트에는 그렇게 들어갔다.

그렇게 시작한 매집사 1기. '모든 것을 쏟아부었다'라는 말이 맞을 정도로 정성을 들였다. 한 달간의 프로젝트에서 음식의 패러다임을 바꿔주는 것이 나의 목표였다. 잘못된 상식을 다시 잡아주고, 건강한 스무디와 음식 레시피를 알려주며 그때그때 질문도 받고 음식에 대한 감정도 나누었다. 참가자들은 몰랐던 저수분 조리에 놀랐고 그리 복잡한 음식이 아닌데 맛이 있는 것에 만족했다. 단순히 집밥을 매일 실천해보자는 것으로 시작한 프로젝트 안에서 나도 정서적 치유를 받았다. 내가 주방을 싫어하고 음식을 부정했던 이유를 알았고, 그 안에서 마음의 치유를 받았다. 함께하는 힘을 느꼈으며 사랑이 들어간 카톡 글 하나에 감동을 받으며 음식을 하는 행위가 의무가 아닌 기쁨이 되었다.

난 참 느린 사람이다. 매번 의심하고 발을 담글까 뺄까를 하루에도 수십 번씩 고민하며 생각이 바뀌는 변덕쟁이다. 바디 버든과 미니멀리스트 생활을 1년 거치고, 조리도구 바꾸는 일에만 몇 개월을 알아보는 등 약간의 결정 장애도 있다. 아이를 키우며 해왔던 5년간의 성공과 실패의 반복, 공부하며 빡세게 실천한 1년의 노력을 매집사 멤버들이 한 달 안에 해내는 것을 보며 그 실행력에 놀라지 않을 수 없었다. 난 5년 걸렸는데, 억울함도 밀려왔다. 나에게도 시작부터 이런 프로젝트가 있었다면 하는 생각 때문이었다. 하지만 나의 실패가 거름이 되어 날 성장시켰음에 만족했다. 혼자 하는 집밥은 지치고 그만두기 쉬운데 인증 사진을 올리고 칭찬받으며, 집밥을 못하고 가짜 음식에 흔들린 날에도 서로 위로해주는 매집사 동지들. 그렇게 서로를 독려해주는 우리가 있었기에 한 달을 할 수 있었다.

　길거리에서 엄마들이 아이에게 핫도그를 입에 물리고, 햄버거 집에서 감자튀김 사주고, 타르색소 가득한 사탕을 아무렇지 않게 주는 것을 보면서, 저게 엄마야, 어떻게 저런 걸 주나, 안 되는데 말해주고 싶지만, 정신병자 취급할 것 같아 한 번도 못해봤다. 그런데 매집사 프로젝트를 통해서 우리 엄마들이 몰라서 못했다는 것을 알았다. 아무도 이런 진짜 이야기를 해주지 않는다는 것을 말이다. 그래서 나는 매달 매집사를 시작한다. 나를 위해, 엄마들을 위해, 미래를 살 아이들을 위해.

　내가 책을 쓰는 이유도 이것이다. 어찌 보면 다 아는 이야기로 의사, 박사들이 쓴 건강서적 10권만 읽어도 아는 내용이다. 그런데 의사도, 박사도, 영양사도 아닌 그냥 엄마인 내가 책을 쓴 이유는, 아무것도 모르는 나도 바뀌었고 해냈으니 여러분도 할 수 있다는 것을 알려주고 싶어서다. 그리고 변화 없이 이대로 계속 먹고살다가는 해맑은 우리 아이들, 예쁜 엄마들이 아플 것을 알기 때문이다. 그러니 멈춰야만 했다. 과거를 멈춰야지만 현재를 살 수 있다. 벌써 매집사가 9기다. 여기서 나와 함께 주방에서 고군분투한 엄마들이 100명이 넘는다. 앞으로도 계속되는 매집사가 되길 원한다. 1명만 들어온다 해도 난 계속할 것이다. 10년이면 최소 120명은 될 테니, 120가족을 살릴 수 있다.

매집사에서 내가 주는 정보가 정답이 아닐 수도 있다. 내가 아는 정보도 책과 네이버, 다큐멘터리, 내가 직접 경험한 것을 통해 나온 것이다. 과학은 진행형이다. 지금은 이것이 답인 것처럼 보이지만 30년 후에는 달라질 수 있다. 내가 오랜 세월 유해한 테프론 프라이팬을 써왔던 것처럼 '너무 몰랐구나, 어리석었구나'라고 할 수도 있다. 하지만 지금 이 순간만큼은 현재에 나온 답에 충실해야 하고, 더 중요한 것은 내 몸의 반응에 솔직해야 하는 것이다.

매집사 프로젝트는 단순히 음식과 영양, 레시피를 알려주는 모임이 아니다. 올바른 식재료로 건강한 집밥을 실행하는 힘을 기르기 위해 함께하는 모임이다. 하루 한 시간 주방에서 작은 실천부터 행하며 건강과 먹거리의 패러다임을 혁신하는 프로젝트다. 현재 코로나 바이러스로 힘든 하루하루를 보내는 만큼 모두가 너무 지쳐 있다. 하루 종일 아이들과 지지고 볶다 보니 주방에서만큼은 평안을 찾고 싶은 간절함이 있을 것이다. 아무튼 음식 본연의 맛과 영양을 알아가며 슬기로운 집밥 생활을 즐겁게 해내길 바라본다. 다음 최소한의 지침을 따르면서 말이다.

· 먹지 말아야 할 음식을 먹지 말자
· 냉장고에서 가공식품을 비우자
· 면역력 힐링 스무디를 만들어 먹자

2020년 코로나19로 두려웠던 여름, 매집사 메시지

여름인데도 불구하고 코로나19로 인한 사회적 거리두기로 외식도 두려워지는 시기다. 종식되지 않는 코로나19, 이젠 공존이다. 코로나19와의 전쟁에 맨몸으로 맞

> 설 순 없다. 우리에게도 보호할 방패와 무기인 창이 필요하다. 사회적 거리두기, 마
> 스크 생활화, 손 씻기를 꼭 해야 한다. 내 안의 면역력을 높여서 바이러스로부터 날
> 지켜야 한다. 면역력은 무엇 하나 챙겨 먹는다고 높아지지 않는다. 세포가 가장 좋
> 아하는 채소 가득한 건강한 집밥을 생활화하여 가정과 나를 바꿔서 바이러스와 공
> 존하는 삶을 살아보자.

나에게 '매일 집밥은 사랑입니다'는 언제나 시작이었다. 주방에서의 습관을 바꿔 나도 할 수 있다는 스스로에 대한 신뢰감을 쌓아가는 시간 속에 음식의 가치를 알아가고 진정한 먹는 즐거움도 함께했다. 레시피와 정보를 드리고 동기부여와 에너지를 전해드렸다. 결국, 행동하고 실천하는 것은 각자 스스로의 몫이다.

> "현명한 자는 건강을 인간의 가장 큰 축복으로 여기고, 아플 땐
> 병으로부터 혜택을 얻어낼 방법을 스스로 생각하여 배워야 한다."
> _ 히포크라테스

질병으로, 암으로 아프기 전에 내가 먹는 것을 살펴보고 변화해야만 나를 지킬 수 있다.

05

면역력 집밥
Q&A

Q. 유기농 채소를 꼭 먹어야 하나요?

A. 건강을 생각하는 사람들이 많아지면서 유기농산물에 대한 관심이 높아졌다. 그러나 유기농 식품은 일반 식품보다 비싸다는 생각 때문에 망설이게 된다. 우리나라에서는 친환경 농산물인 '유기농산물', '무농약 농산물'이 있다. 유기농산물은 합성농약과 화학비료를 전혀 사용하지 않고 키운 농산물이고, 무농약 농산물은 농약은 전혀 쓰지 않고 화학비료는 권장량의 3분의 1 이내로 조금만 사용해서 키운 농산물이다. 유기농 채소를 선택하는 것은 농약 유무 때문이 아니다. 농약과 화학비료 없이 스스로 해충과 햇빛으로부터 자생했기에 채소가 가진 영양성분이 다르다. 그래서 유기농을 선택하는 것이다.

대부분 채소의 농약은 수용성이기 때문에 흐르는 물에 잘 씻어준다면 농약의 피해를 막을 수 있다. 하지만 딸기, 양배추, 적채, 케일 등은 꼭 유기농으로 사야 한다. 채소의 코팅막에서 농약이 딱 붙어서 떨어지지 않기 때문이다. 건강을 생각하면 채소와 과일은 껍질째 먹는 게 훨씬 좋다. 그러려면 유기농을 구입하든지 잔류 농약을 잘 씻어 먹어야 한다. 잔류 농약을 제거하는 방법은 흐르는 물에 채소를 씻은 후 큰 볼에 5분 이상 물에 담근 후 마지막으로 흐르는 물로 헹구는 것이다. 유기농산물의 가격적인 면 때문에 채소를 적게 먹지 말고 집 앞 채소 가게에서 매일 들어오는 신선하고 풍성한 채소를 채워놓고 먹어보자. 유기농보다 더 좋은 것이 제철 채소, 과일이라는 걸 기억하자.

Q. 아이들에게 건강한 음식을 해주고 싶은데 남편이 과자, 콜라, 라면을 좋아해요. 아이들도 아빠가 라면을 먹어서 라면을 좋아하고요. 먹지 말라고, 단번에 끊으라고 하면 100% 싸울 것 같은데 남편을 어떻게 바꾸죠?

A. 남편 바꾸기가 가장 어렵다. 남편 입맛을 누가 만들었겠는가. 시어머니다. 남편에게 이제 음식에 신경을 써보려 한다고, 이렇게 말해보시라. "남편도 나도 아이들도 건강해서 오래 살고픈데 나도 잘할 자신이 없긴 해. 그래도 이번에 인스턴트 없이 집밥을 해보려니 내가 해준 음식 싫어도, 살짝 맛이 없어도 아이들 앞에선 좋은 말 해주라. 라면, 과자는 아이들 없을 때 먹었으면 좋겠어. 한 달만이라도 안 될까?" 이렇게 대화를 시작해보자. 남편의 입맛까지 바꿀 수는 없지만 아이들

을 위해 기꺼이 해줄 것이다. 이렇게 예쁜 마누라가 어디 있겠는가? 안 들어주는 아빠는 없다.

나 또한 아무도 내가 음식을 할 거라고 믿지 않았다. 10년간 음식 하나 잘하는 것이 없는 불량주부였던 내가 가정먹거리연구소를 한다고 말할 때 날 아는 모든 사람들이 웃었다. 매일 건강한 집밥으로 생활한 지 3년이 되고부터 진짜 가정먹거리연구소가 되었고 남편이 바뀌었다. 남편은 이젠 내 눈치도 본다. 뭐 좋은 것 혼자 먹나 자기도 달라고 한다. 이제 시어머니께서도 아플 때는 뭐 먹어야 하냐고 물어오신다. 한 달이 두 달 되고, 1년이 넘어가면서 내가 변하면 남편도 달라진다.

Q. 비트즙을 사먹는 건 어떤가요?

A. 뿌리채소인 비트의 효능은 어마어마하다. 생비트는 뿌리채소이다 보니 특유의 흙맛으로 잘 이용되지 않는다. 하지만 코로나19로 면역력의 중요성이 급부상하며 유명해진 ABC주스 덕분에 비트를 알게 되신 분들이 많아졌다. 그러면서 비트즙도 많이 나왔다. 비트의 비테인에는 자기를 보호하려는 살리실산이라는 물질이 있다. 그래서 생으로 먹었을 때 설사를 일으키니 저온에서 익혀 먹어야 한다. 그런데 시중에서 판매되는 대부분의 비트즙에는 비트 함량이 극소량으로 들어 있거나 열이나 기타 가공과정에서 영양분이 파괴된 제품들이 많다. 그래서 칼륨 함량이 거의 없다.

비트즙 선택 시 첫 번째로 고려할 것이 유기농 비트 여부이고, 저온 추출방식이다. 우리가 흔히 먹는 각종 즙은 대부분 뜨겁게 팔팔 끓이는 고온 추출방식으로 만든 것이다. 이렇게 만들면 실제로 비테인의 영양 성분이 많이 파괴된다. 고온으로 추출한 즙을 넣어서 보관 유통되는 포장재도 잘 보셔야 한다. 포장재는 인체 무해하고 재활용이 가능한 친환경 재질을 선택하는 것이 최선이다. 아무튼 비트즙을 안 먹는 것보다야 낫겠지만 시중 제품을 고를 때는 신중해야 하며, 아무려나 그 어떤 제품일지라도 비트와 바나나와 레몬이 만난 비트 스무디만 하진 않을 것이다.

Q. 반찬가게에서 사 먹으면 안 되나요?

A. 코로나 바이러스로 인해 수익이 늘고 있는 곳이 반찬가게라고 한다. 바깥활동을 자제하고 집에서 집밥을 먹어야 하는 상황 때문이다. 우리 동네에도 반찬가게만 5군데가 있다. 단품으로 파는 곳도 있고, 또는 매일 주문받아 밥 빼고 국 1가지와 밑반찬 3가지로 구성된 세트를 파는 반찬가게도 많아졌다. 모든 곳이 성황이다. 큰 규모의 프랜차이즈 반찬가게는 반찬 가짓수만 40가지는 되는 것 같다. 이에 소비자는 취향에 따라서 고르는 재미가 있다. 이 반찬 가게 음식 물리면 저 반찬가게로 가는 식이다.

반찬가게 음식을 보면 신선하고 정갈해 보인다. 그날 만든 것만 팔고 12시까지 주문받은 것만 만들고 딱 끝내는 곳도 있다. 가격도 나쁘지 않다. 이틀에 한 번씩 이용한다고 생각하면 넉넉히 잡아서 30만 원 정도가 든다. 시간이 돈인데 주방에 있는 시간과 야채를 사서 썩혀 버리는 것을 생각하면 경제적이다. 가심비, 가성비 둘 다 잡을 수 있다. 집에서는 따뜻한 밥만 하면 그날 만들어 나온 반찬과 국으로 식사를 하면 되니깐 말이다. 나도 반찬 솜씨가 없어 친정엄마에게 못 얻어먹는 것은 가끔 사서 먹었다. 아이 유치원 다닐 때는 치킨가스, 떡갈비를 반찬가게에서 사서 데워주기도 했다. 그런데 남편은 귀신같이 반찬가게 반찬을 알아차리고 맛없다고 한다. 점심때마다 식당서 먹어서 그 맛에 익숙해진 터라 좋아할 줄 알았는데 아니었다. 어설픈 된장찌개에 김치와 김 구운 것으로만 먹더라도 집에서 먹는 밥을 좋아했다. 이럴 때면 시어머니께서 집밥으로 키운 티가 난다.

반찬가게 반찬. 외식보다는 탁월한 선택이라고 생각하는데, 미안하지만 똑같이 바깥 음식일 뿐이다. 식재료 야채가 유기농일 리 없고, 돼지고기, 닭고기는 무항생제가 아닌 저가의 질 낮은 것이 분명하며, 조미료 또한 중국산 고춧가루와 양조간장, 미원과 다시다도 들어갈 것이다. 또 반찬가게에서 사용하는 조리도구는 어떨까? 빠르게 끓여야 하니 중금속 나오는 알루미늄 큰 냄비에 몇 년 됐는지도 모르는 코팅 프라이팬에 조리한다. 그리고 플라스틱 용기에 막 조리된 뜨거운 국과 생선조림, 볶음, 반찬을 넣어서 준다. 랩으로 씌우는 곳도 있다. 외식과 다른 것이 무엇일까? 프랜차이즈로 공장서 나온 양념이 아니라는 것 빼고는 다른 것이 없다.

심지어 반찬가게에서 일하시는 분에게 들어보면 요즘 계란말이와 소시지가 잘 팔린다고 한다. 이 정도는 집에서 할 수 있는 간단한 것임에도 모든 것을 반찬가게에 의존하는 시대다. 이걸 보고 자란 우리 아이들이 커서 어떤 선택을 할까? 음식은 모두 바깥에서 사는 것으로 알

것이다. 집에서는 데워서 이쁘게 접시에 놓는 것이라고. 반찬가게, 요알못에게, 바쁜 맞벌이들에겐 꼭 필요한 시스템이다. '집에서 해먹이기 힘든 엄마의 맘으로 대신해줄게.'라는 정신으로 생겨난 것이다. 먹거리에 대한 생각이 바뀌고 자연드림과 한살림 등 유기농 식재료를 이용하는 소비자가 많아져서 공동체가 커진 것처럼, 가격이 조금 비싸더라도 유기농 재료와 조미료에 안전한 스텐 조리도구로 조리하는 반찬가게가 분명히 있을 것이다. 그런 곳을 이용하는 사람들이 많아지면 저가 식재료의 반찬가게도 변화할 수밖에 없다. 소비자의 생각이 달라지고 소비 패턴이 변화하면 주위도 바뀔 수밖에 없다. 정부도 기업도 바꾸려 하지 않고 바꿀 필요성을 알지 못하지만 우리가 바꿔야 한다.

요리연구가 이혜정님이 어느 라디오 방송에서 시청자 질문에 대답한 것이 인상적이었다. '진짜 요리를 못해서 내가 한 것도 맛없고 가족들도 안 먹고 식사 때마다 스트레스예요. 반찬 사 먹어도 되나요?'라는 질문에, 좋은 음식도 나쁜 마음으로 하면 독이라 했다. 이혜정님이 언젠가 남편과 부부싸움을 하고 기분이 너무 안 좋았다고 한다. 좋은 재료와 조미료를 사용해서 맛깔스럽게 레시피대로 만들어서 남편에게 줬는데 그 음식을 먹고 남편이 심한 설사를 했다고 한다. 음식을 만드는 내내 욕을 해대며 한 결과라고 한다. 즉 음식을 하는 행위 또한 나의 에너지를 들이는 것이라 음식을 하면서 그렇게 스트레스를 받는다면 하지 말라는 말이었다. 반찬가게에서 사서 예쁜 접시에 놓아 음식에 감사하며 먹는 편이 더 낫다고. 정말 공감한다.

나도 예전엔 냉장고에서 반찬 꺼내서 먹는 것도 귀찮았던 적이 있었다. 음식에 감사하며 먹는 것보다 한 끼 때우는 식의 식사를 했다. 하지만 지금은 야채를 씻고 다듬고 칼질을 하는 것이 즐겁다. 당근을 얇게 예쁘게 썰면 그리 기분이 좋아진다. 언제 왔는지 모르게 당근 도둑인 딸이 와서 하나씩 집어먹고 있는 것에 행복을 느낀다. 칼질에도 에너지가 있다고 한다. 그리 스트레스 받으면 반찬가게 이용하는 것이 낫다는 것이 맞는 말이다. 이혜정님도 더 해줄 말이 많았겠지만 방송에선 제한된 시간에 할 수 있는 실질적인 이야기였을 것이다.

그분은 주방에서 음식을 하는 것이 사랑임을 아시는 분이다. 그분이 해주고 싶은 말을 내가 감히 말하자면 '그래도 조금씩 주방과 천천히 친해져봐요'가 아닐까? 처음부터 잘하는 사람은 없다. 계란말이를 처음 한 번은 실패해도 열 번 스무 번 하면 계란말이 장사해도 될 실력자가 된다. 그런 것처럼 쉬운 것부터 시작하면서 반찬가게 의존도를 낮춰가는 길을 말해주고 싶다.

Q. 레시피가 없으면 요리하기 어려워요.

A. 나는 지금도 레시피 없으면 음식을 못 만든다. 반찬가게, 음식점에도 레시피가 있고 그대로 만든다. 유명한 호텔이나 레스토랑에도 하나하나 메뉴마다 레시피가 있다. 그래야 항상 같은 맛을 낼 수 있기 때문이다. 친정엄마는 음식을 잘하셔서 중학교 급식실에서 알바를 하신 적이 있는데 어묵볶음도 엄마식대로가 아닌 레시피대로 한다고 했다. 대량으로 하기에 맛을 맞추기가 힘들어서 집에서처럼 '조금 덜 다네, 설탕 한 스푼'을 할 수 없다는 것이다.

그런데 요리 초짜가 어떻게 감으로 음식을 하겠는가? 친정엄마에게 '엄마, 닭볶음탕 어떻게 해?'라고 물으면 "설탕 적당히 넣고"라고 하신다. 하지만 우리는 적당히를 모른다. 그러니 언제는 닭볶음탕이 먹을 만해지고 어느 때는 못 먹을 맛이 된다. 네이버 음식 조리법을 보면서 만들다 보면 레시피에 나온 양념이 하나라도 없으면 딱 막혀서 못 만들고 슈퍼 가서 꼭 사와서 만들어야 하는 사람이 나였다. 공식대로 딱 모든 것이 준비되어 있어야 만드는 사람이다. 반면 요리 센스가 타고난 사람은 없어도 그 맛을 찾아낸다. 내 남편이 그렇다. 하지만 나처럼 요알못이거나 요리 센스가 없는 사람은 꼭 나만의 레시피가 있어야 한다. 집에서 대단한 요리를 하지 않아도 계량스푼과 계량컵, 전자저울은 필수다. 내가 알려드리는 레시피도 여러분 입맛엔 조금 싱겁거나 짤 수도 있다. 그럼 우리 집만의 레시피가 만들어지는 것이다.

반찬의 기본양념만 안다면 어떤 레시피도 나만의 레시피로 만들 수 있다. 나만의 레시피로 같은 음식을 스무 번만 만들면 그다음부터는 레시피를 보지 않아도, 계량 안 해도 눈대중으로 딱 나오는 친정엄마와 같은 경지에 이르게 된다. 하루아침에 탄생하는 요리 천재는 없다. 맛있다 맛없다만 안다면 우리 모두 우리 집의 1등 셰프이다.

Q. 손쉽게 간편하게 만들 수 있는 음식 어디 없을까요?

A. 우리가 손쉽게 고르는 식재료 중 껍질을 까서 판매하는 음식들이 있다. 깐 연근, 깐 우엉, 깐 메추리알. 볶음밥을 할 수 있게 잘라서 나온 양파, 파, 당근, 감자 등. 그런데 쉽게 조리할 수 있도록 나온 식재료

는 고르지 않아야 한다. 아황산염이 표백 역할을 하는 등 장시간 지나도 산소와 반응하지 않도록 해놨기에 색이 변하지 않는 것이다. 식품회사 입장에서는 유통을 위해 어쩔 수 없는 선택이다. 그들은 쉽고 간편하게 조리하고 싶은 소비자가 있기에 소비패턴에 맞게 제품을 만드는 것이다. 소비자가 사지 않는다면 더 이상 만들지 않을 것이다.

락스가 안 좋은 것은 다 아실 것이다. 그런데 깐 야채를 사면 한마디로 락스와 같은 소량의 표백성분을 같이 먹는 것이다. 표백제는 남성의 내분비계 교란을 일으켜 정자의 활동과 전립선에 영향을 주는 무서운 물질이다. 야채를 씻고 다듬는 일은 분명 귀찮고 힘든 일이다. 하지만 그런 수고로움을 하는 것은 그 무엇도 내 건강과 바꿀 수 없기 때문이다. 이런 성분들이 지속적으로 우리 몸에 쌓이면 내분비계 호르몬을 교란시키고 질병을 찾아오게 한다는 점 명심하자.

Q. 아이들이 인스턴트만 먹으려 해서 걱정이에요.

A. 인스턴트는 누가 줬을까? 인스턴트의 단짠한 맛으로 이에 중독되고 인스턴트를 좋아하는 건 당연한 일이다. 처음부터 주지 않았다면 그 맛을 모르기에 찾지 않았을 것이다. 그럼 지금 이렇게 된 것은 어떡하나? 지금부터 안 주시면 된다. 밥 안 먹는다, 햄 달라 울고불고 짜증내고 할 것이다. 하지만 단호히 끊어야 한다. 담배도 한 개비씩 줄이면서 끊을 수 있을까? 오늘부터 금연임을 선언하고 단번에 끊어야 한다.

내 딸도 마트 시식코너에서 햄 맛을 보더니 그 맛에서 벗어나질 못했다. 누가 줬을까? 남편이 주고 난 침묵하며 허락했다. 그러던 것을 끊으니 첨엔 식탁 보며 매일 짜증을 냈지만 일주일쯤 지나니 이제 안 주나 보다 하고 단념한다. 아이들은 어른보다 적응이 빠르다. 그다음으로 엄마의 역할이 반찬을 맛있게 해주는 것이다. 야채도 고기전도 맛있게. 평생의 입맛을 좌우하는 어릴 적 식습관은 엄마가 만들어주는 것이다. 인스턴트 중독, 엄마도 아이도 잘못이 아니다. 세상에 널린 음식이 이렇게 우리를 중독시키는 가짜 음식인 줄 몰랐기 때문이다.

Q. 빠르게 완성할 수 있는 요리 없나요?

A. 맞벌이 부부가 어린아이를 케어하면서 음식 하기란 쉽지 않다. 집에 오면 8시, 정말 아무것도 하기 싫고 아무거나 먹게 된다. 나 또한 빠르게 후다닥 차려서 먹을 수 있는 반조리 식품과 밑반찬으로만 차려서 먹던 시절이 있었다. 그런데 건강한 맛으로 빨리 할 수 있는 요리는 사실상 없다. '빨리빨리'가 패스트음식을 만들고 건강에 적신호를 준다는 사실을 기억하자.

예전에는 엄마들이 아궁이에 불을 피워 밥하던 때가 있었다. 밥 하나에도 그런 정성과 시간이 많이 들었다. 지금은 쌀만 씻어놓으면 예약까지 되니 아침에 고슬고슬한 밥을 먹을 수 있는 편리한 시대다. 하지만 숙성된 된장은 시간과 바람과 온도와 정성으로 메주가 되고 완성되는 법. 그렇다고 예전처럼 몇 시간씩 시간과 정성을 들이라는 말이 아니다. '내가 시간당 얼마짜리 몸인데 이런 데 시간을 써' 하겠지만, 몸값 높은 나를 지탱해주는 것이 나의 몸이 아닌가.

아파서 눕게 되면 제로 연봉, 마이너스 몸이 된다. 음식을 하는 나의 시간과 정성을, 나를 사랑해야 하는 하루 중 가장 중요한 시간으로 만들어보라. '하루 한 시간 정도는 주방에서 있겠다'는 결심이 중요하다. 사실 조리는 금방이다. 다만 채소를 씻고 다듬고 자르는 시간이 길 뿐이다. 냉장고에 채소만 준비되어 있으면 주말에 남편과 함께 일주일 저녁 한 끼를 준비할 수 있다. 그럼 피곤해서, 귀찮아서, 라면 먹을까, 배달시킬까 라는 선택에서 자유로워질 수 있다. 주말이면 주중 회사생활의 스트레스를 날리기 위해 여행을 가더라도 이건 꼭 해두자. 월~금요일에 할 수 있게. 일주일 한 번 장보기로 충분하다. 그때그때 필요한 건 집 앞 마트를 이용하면 된다.

TIP
월~금 5일간 먹을 3가지 메인 음식을 결정한다. 먹다 보면 남아서 다음날도 먹게 될 때가 있다. 장보는 시간도 아끼는 온라인 장보기로 식재료를 주문해 금요일마다 배달이 오게 한다. 토, 일 주말은 야채 손질을 해놓는 시간.

+ 월요일~금요일
고등어조림, 삼계탕, 미역국, 떡갈비 등 메인 음식 결정

+ 토요일은 월요일 먹을 고등어조림에 들어갈 양파와 마늘, 생강을 통으로 또는 잘라서 준비한다. 화요일 먹을 삼계탕 재료인 야채를 씻어놓기만 해도 그때 듬성듬성 자르기만 하면 된다. 목요일 먹을 미역국은 목요일에 은근히 한 시간 끓일 자신이 없다면 토요일에 미리 끓여둔다. 소고기 푹 넣은 미역국이든지 또는 북어채 넣고 끓인 후 식혀서 바로 냉동 보관해서 준비한다. 그때그때 해먹는 것이 좋지만 너무 시간이 없을 때를 위한 팁이다. 간 돼지고기, 간 소고기로 만든 떡갈비는

> 1시간이면 만들 수 있다. 만들어서 냉동 보관하면 활용도가 끝내준다. 이렇게 메인 음식 재료 준비 끝! 이제 밑반찬이다. 숙주나물, 호박나물, 멸치볶음, 병아리콩 조림 등을 해놓으면 주말 3~4시간 안에 일주일의 식재료 준비가 끝난다. 이 정도의 수고로움은 할 수 있지 않을까? 내가 매일 먹는 음식이 정직하게 나를 만든다.

Q. 손이 느려서 시간이 많이 걸리는 음식은 하기 싫어요.

A. 나도 손이 느린 사람 중 하나다. 손이 느리다는 것은 효율성이 떨어진다는 말이다. 누구는 한 시간에 2~3가지 음식도 뚝딱인데 한 가지 음식을 하는데도 주방이 초토화되는 사람, 요즘은 '요똥'이라고 부른다. 나 또한 쉬운 카레 하나 하려고 해도 야채 씻고 자르는 데 시간이 많이 걸리며 칼질 또한 서툴고 느리다. 그렇게 주방을 초토화시킨 결과라고는 딸랑 카레 하나. 그것도 가족들은 맛이 없다고 한다. 가족들은 반찬가게에서 사온 것을 더 맛있다고 잘 먹고, 그럴 때면 음식을 하기 싫어진다. 내 시간과 공이 아깝기 때문이다. 내가 얼마나 바쁜 사람인데, 그렇다면 이젠 안 해. 다른 엄마들은 빠르게 맛있게도 하는데 난 안 된다는 비교가 일어나면서 아무것도 하지 않게 되고, 멈추게 된다. 내가 그랬다. 그래서 결혼 10년차였어도 할 줄 아는 것이 거의 없는 초보주부였다.

내공이 없을 때는 열심히 해도 안 된다. 천천히 꾸준히 쉬운 것부터 하는 것이 내공을 쌓는 길이다. 내공 쌓기는 꾸준한 반복에서 오는 것이다. 수학 포기인 수포자가 되는 이유는 열심히 해도 1, 2등급이 안 되니 포기하는 것이다. 하루 한 문제씩만 풀어도 수학을 싫어하게 되지 않았을 것이다. 잘해서 하는 것이 아니라 하다 보니 잘하게 되는 것. 꾸준함이 내공을 키우는 길이다. 3일 동안만 음식을 해봐도 분명히 얻어 가는 것이 있다. 음식을 잘하기 위해, 빨리 하기 위해 오늘도 내공을 쌓아보자. 당근을 한 번 썰어본 사람과 열 번 썰어본 사람이 다르고, 떡볶이 한 번 해본 사람과 열 번 해본 사람이 다르다. 해봐야 는다. 내 옆에는 내공 40년이신 친정엄마가 있다. 처음부터 김치를 이리 후다닥 맛나게 담갔을까? 엄마에게도 요똥 시절이 분명히 있었을 것이다. 하지만 그 시절에는 외식, 반찬가게, 배달이 없었기에 매일같이 음식을 해오던 것이 김치도 뚝딱 1시간에 만들어내는 달인을 만든 것이다.

남과 비교하지 말고 하나씩 해보자. 20년 후 우리 엄마 음식이 젤 맛있다고 말해주는 아이들이 있을 거다. 꾸준함이 없는 내가 절대로 포기하지 않은 것이 있다. '내 아이'다. 아침잠도 많고 그렇게 게을렀던 나도 아이를 키우며 새벽 5시든 6시든 아이가 깨면 같이 일어나서 나는 안 먹어도 아이 밥을 챙겼다. 그렇게 포기하지 않은 그 하나가 8년째다. 성실함은 타고나는 것이 아니라 환경이 사람을 만드는 것이다. 독일 속담 중에 '연습이 대가를 만든다'는 말이 있다. 오늘도 느린 내 손일지언정 내공을 쌓는 길로 나아가보자.

06 10년 뒤에도 후회하지 않을 집밥 식단을 위한 5가지 규칙

"10억 명 죽일 무기, 핵 아닌 미생물", "전염병 확산은 전시상황(war time)이다. 우리가 경계해야 할 건 미사일이 아니라 미생물(microbes)이다." 마이크로소프트(MS)의 창업자 빌 게이츠가 5년 전 미국 테드(TED) 토크에서 전염병 대유행을 경고한 발언이 현실이 되면서 그의 예언이 재조명받고 있다. 빌 게이츠는 "어렸을 때 가장 두려웠던 재난은 핵전쟁이었다"며 "우리 가족은 통조림과 생수통으로 가득 채워진 '생존 저장품(survival supplies)' 상자를 지하실에 두고, 핵폭탄이 터질 경우 지하실에 숨어 있을 계획을 세웠다"라고 회상했다. 그는 이어 "그러나 오늘날 인류에게 가장 두려운 재난은 핵무기도 기후변화도 아닌, 전염성이 강한 인플루엔자 바이러스"라고 강조했다. 핵전쟁이 발발할 확률은 국가

간 정치 · 외교적 이해관계 때문에 희박하지만, 독감처럼 퍼지는 신종 바이러스는 언제든지 수천만 명을 사망케 할 수 있다는 이야기다.

우리는 몇 해 전에도 사스와 메르스 사태를 겪었다. 이번에도 그 정도에 그칠 것이라고 생각했다. 이 정도 규모의 전염병이 올 것이라고는 상상도 못했다. 코로나 바이러스로 전 세계 경제는 셧다운이 되었다. 마스크를 쓰고 손을 씻고, 사회적 거리두기만 할 뿐 어떠한 해결책을 못 찾고, 백신을 기다리며 집콕만 할 뿐이다. 중국 위안에서 시작된 코로나 바이러스. 눈에 보이지 않는 바이러스로 전 세계가 공포 속에 놓여 있다. 그런데 같은 공간에 있어도 누구는 걸리고 누구는 감기처럼 살짝 왔다가 간다. 무엇 때문일까? 각자가 가진 면역의 차이다.

이제는 면역력이란 말이 일상어가 되었다. 홈쇼핑에서 소비자의 불안 심리를 이용해 면역력을 운운하며 보조제 영양제가 불티나게 팔리고 있다. 그런데 무언가 하나만 먹어서 면역력이 키워지는 것은 아니다. 한 가지 음식이나 한 가지 영양제로 면역력을 높일 수 있다고 말하고 싶지만 안타깝게도 그런 것은 없다. 우리 몸, 우리 세포를 만들고 구성하고 움직이게 하는 단백질, 비타민, 미네랄을 충분히 먹어줘야만 된다. 지금 이 순간만이 아니라 평생 우리가 죽을 때까지 지켜야 할 면역력. 내 가정에서 이루어지는 건강한 먹거리 변화만이 지킬 수 있다.

코로나19로 모두의 일상이 깨졌다. 이젠 학교로 돌아갈 수 없을 것 같다. 마스크는 기본이며 줌콜로 비대면 수업과 미팅을 하고 사회적 거리두기는 끝날 것 같지 않다. 전문가에 따르면 인류는 이제 코로나19 이전 생활로 돌아갈 수 없다고 한다. 모든 소비가 위축되어 생필품과 식용품 구입에만 돈을 쓰고 있다. 선택의 여지 없이 강제 집밥을 먹게 되었다.

물론 머지않아 코로나19는 물러갈 것이다. 치료제와 백신이 나오며 잠잠해질 것이다. 문제는 코로나19가 아니다. 코로나 바이러스는 시작일 뿐, 앞으로 들어보지도 못한 새로운 변종 바이러스들이 나올 것이다. 더 센 전염병이 온다는 것이다. 지금 상태로는 또 당할 수밖에 없다. 사회적 혼란과 함께 현재 충분한 비용을 치르고 있음에도 이것이 끝이 아니라는 것이다. 그렇다면 지금의 코로나19는 우리에게 어떤 질문을 하고 있는 걸까?

정부는 정부가 할 일을 하고 개인은 개인이 할 일을 해야 한다. 바이러스와의 전쟁에서 승리하기 위해 맨몸으로 싸울 것인지, 총칼은 아니더라도 갑옷이라도 입고 싸울 것인지 결정해야 한다. 맨몸으로 싸운다면 분명히 패전병이 될 것이다. 우리는 면역력이라는 갑옷을 입고 전쟁을 준비해야 한다. 면역력이 떨어지면 질병에 쉽게 노출된다. 암에 의해서든 어떤 질환에서든 사망의 원인은 폐렴균에 의한 사망이다. 그 시작이 면역력 약화라는 말이다.

면역력을 위해 무얼 먹어야 할까? 딱 하나만 먹어서 좋아지는 것이 있다면 얼마나 좋겠는가? 그런 기적 같은 음식이 있어서 알려주고 싶지만 그런 건 없다. 면역력을 올리는 가장 중요한 방법은 다양한 항암, 항염 성분을 지닌 생야채를 수프와 스무디로 섭취하는 것이다. 단백질, 비타민, 미네랄이 고루 든 음식 섭취를 생활화하는 것만이 죽을 때까지 내 면역력을 지키는 길이다. 바이러스와의 전쟁에서 우리는 올바른 먹거리, 진짜 음식인 집밥으로 무장해야 할 것이다. 다음은 10년 뒤에도 후회하지 않을 집밥 식단을 위한 5가지 규칙이다.

1. 먹지 말아야 할 것을 먹지 않는다.(일주일에 한 번 정도는 나에게 선물을 주는 셈치고 조금 느슨해져도 된다.)
2. 토마토 보양숙, 야채 스무디를 생활화하여 미네랄을 충분히 채워주자.
3. 하루 2L 수분 섭취를 한다.
4. 소식을 한다.(과식은 금물)
5. 스트레스를 줄여주는 음식을 먹는다.(어쩔 수 없이 쌓이는 스트레스는 마그네슘이 풍부한 음식으로 없애고 마음의 안정을 찾자.)

너무 간단한가? 기본 중의 기본을 지키는 것이 진짜 건강의 기본임을 잊지 말자.

매집사 프로젝트
체험 후기

사례 1   "매집사 1달 만에 피검사 수치가 정상이 되었어요"

인생을 살아갈수록 건강은 돈으로도 바꿀 수 없음을 절실히 느껴왔습니다. 한번 건강을 잃어보니 더 알겠더라구요. 그래도 주변에서 요리 잘한다는 칭찬을 듣고 제가 한 요리들을 가족들이 다 맛있어 해주고 항상 요리에 관심을 가지고 살아오던 저는 이상하게도 제 건강은 챙기지 못했습니다. 정확히는 어떻게 제 건강을 챙겨야 할지 모른 것 같아요.

2년 전 건강검진에서 갑상선과 혈액검사에 이상이 생긴 걸 발견하고 약을 먹기 시작했고 나름대로 식단에 신경써왔습니다. 하지만 한 달에 한 번 병원에 가서 하는 피검사는 늘 제자리였습니다. 의사선생님도 '운동하세요' 하는 기계적인 말씀만을 계속 하셨구요.

인터넷에 올려진 건강요리, 건강하게 사는 법 등 온갖 건강식품과 건강해지는 법을 보며 이에 집착해왔던 시절이었습니다. 그러던 중 '매집사 6기를 모집합니다'라는 글을 우연히 보았고 간략히 강의와 프로그램 내용을 보니 딱 제가 원하는 내용들이더라구요. 코로나로 외출은 힘들지만 집에서도 배울 수 있다는 점에서도 크게 이끌려 바로 신청해서 매집사교육을 받기 시작했습니다. 그냥 식단을 카톡창에 올리는 것뿐인데 식단에 더 신경 쓰게 되었고 줌 강의를 통해 들은 레시피와 식품, 조미료에 대한 강의는 그 어디에서도 들을 수 없고 제가 가장 원하던 강의였음에 선생님의 한마디도 놓칠 수 없었습니다.

저는 요리를 좋아하고 잘하는 편입니다. 그래서 건강요리, 채식요리 등 많은 레시피들을 보아봤지만 윤경혜 선생님처럼 쉽고, 단순하고, 영양소가 풍부한 레시피는 어디에도 없었습니다. 아침은 건강 스무디와 계란, 고구마, 점심과 저녁엔 영양소 가득한 채소와 생선요리 위주. 선생님께서는 이것만 먹어라가 아닌 영양소가 많은 채소에 대해 상세히 설명해주시고 레시피도 알려주시니 기본 개념인 인스턴트나 몸에 좋지 못한 것들을 배제하고 쉽게 건강한 식단을 제가 만들어갈 수 있더라구요. 재료가 없을 땐 라면, 빵이 아닌 집에 있는 자연물들을 최대한 활용해 우엉잡채, 야채백숙, 반숙계란, 장어맛 고등어조림, 병아리콩 연근밥 등을 만들었는데 모든 음식이 과민성대장증후군이 심한 저에게 속도 편하고 맛있고 정말 제 입맛에 잘 맞더라구요.

병원에 다닌 지 1년이 넘었는데, 매집사를 한 지 1달 만에 피검사는 처음으로 정상수치를 나타냈습니다. 너무 기뻐서 남편, 가족, 친구들한테 자랑했어요.^^

아직도 건강에 있어서 갈 길은 멀지만 마음속에 매집사를 품고 꾸준히 걸어보려고 합니다. 요란한 양념들과 먹지 않아도 될 음식들로 넘쳐나는 세상 속에서 매집사는 저에게 건강에 대한 희망과 자신감을 주었습니다. 진심으로 감사드립니다. 앞으로도 선생님의 건강한 요리 연구를 응원하겠습니다.^^

- 바이올린선생님 SW 이서우

사례 2 '매집사', 매일 집밥은 사랑입니다

　2020년 전 세계가 코로나 바이러스 공포로 모든 대면 활동이 중단된 상태에서 2월 초에 이 짧은 문구가 저의 삶에 돌파구가 되어줄 줄은 꿈에도 몰랐습니다. 요리강사와 세계적인 명품 쿡웨어 컨설턴트로 일하고 있는 저로서는 이미 집밥의 중요성을 잘 알고 있어 그저 SNS 소통의 장이라 생각하고 가벼운 마음으로 참여하게 되었습니다. 그러나 첫날부터 저의 선입견이 깨지면서 매일 매일 올라오는 글들을 집중해 보기 시작했고 며칠 만에 코로나로 불안한 공포가 완전히 사라지고 매일 집밥 사랑에 푹 빠져들게 되었습니다. 8주 프로그램 과정을 돌아보면 먹어서는 독이 되는 음식 구분법, 친환경 라벨을 보고 엄선된 식재료 고르는 법, 건강식 조리법, 친환경 조리도구, 그 밖에 온갖 질병 상담, 가계부 정리법, 장보기! 식단 짜기, 음식뿐 아니라 가정 먹거리 설계에 대한 모든 정보를 빠짐없이 피드백 받으며 거의 인생설계를 받는 느낌이 들었습니다. 그 결과 우리 집 밥상이 면역력을 키우는 완전한 건강식으로 바뀌었으며, 그동안 알고는 있었지만 실천하지 않았던 히포크라테스 수프, 케일 스무디, 비트 스무디 등등을 매일 실천했습니다. 매집사는 그간 지중해식을 연구하며 강의해오던 저에게 다이어트식과 항암효과를 생각한 암 예방식에까지 도전하며 배울 수 있는 발판이 되어주었습니다. 그날 이후부터 현재까지 매집사는 저에게 새로운 희망이자 도전의 모토가 되었습니다.

　온갖 가공식품과 패스트푸드가 넘쳐나는 세상에서 매집사가 주부들에게 전하는 선한 영향력은 저와 같은 전문가에게도 큰 힘을 발휘합니다. 매일매일 지루하고 재미없게 행하던 밥상 노동을 보다 훌륭한 주부생활로 바꿔주신 가정먹거리연구소 윤경혜 대표님께 다시 한 번 진심으로 감사드립니다.

- 매집사 1기 황성희(현 푸드테라피 연구가, 샐러드마스터 쥬다스 지사 컨설턴트)

사례 3   진짜 음식 밥상은 내 최고의 사랑 표현법

가정을 책임지는 엄마로서, 아내로서 잘 해내고 싶었던 것 중 하나는 건강하고 맛있는 먹거리 제공하기였다. 맛있는 음식을 차려주고 싶어 신혼 초에 쿠킹 클래스를 다니면서 배운 음식을 만드는 재미에 빠졌고, 아기가 생기면서 이유식을 시작하고부터는 먹거리 관련 책을 읽으면서 음식이 얼마나 중요한지 알게 되었다. 머리로 알고는 있지만 매일 부엌에서 씨름하는 일이 힘들기도 하고, 남편과 아이 음식을 따로 챙겨주는 것도 시간이 많이 걸려서 한동안은 어른 음식은 대충 사 먹거나 배달음식으로 때우기 시작했다.

주부가 해야 할 일을 안 하고 배달음식이나 시키고 있으니 마음이 너무 불편했다. 아이 주도 이유식을 하다 보니 매일 밤 아기를 재우고 나면 각종 핑거푸드를 만들면서도 이 방법이 맞는 방법인가 하는 의문이 들었다. 핑거푸드를 만들 때 오븐을 많이 사용하는데 고온조리법의 위험성을 얕은 지식으로 대강 알고는 있었다. 그나마 잘 먹어주기라도 하면 힘이 덜 들 텐데, 우리 아기는 안 먹는 아기였다! 엄마, 아빠를 닮

앉는지 입이 짧아 태어났을 때부터 지금까지 쭉 몸무게는 하위 15%. 어떻게든 건강한 음식으로 채워주고 싶어서 돌이 지날 때까지 꾸역꾸역 모유를 먹였고, 이유식 먹일 때마다 전쟁을 치렀다.

음식은 매일 먹어야 하는 것이고, 집밥은 매일 해야 하는 일이니 앞으로 어떻게 우리 가정의 먹거리를 책임져야 하나 정말 고민이 많았다. 간단하면서도 건강하고 맛있게 요리하는 방법이 없을까 고민하던 중 아기가 10개월쯤에 운명처럼 만난 매집사! 2020년 5월, 이 시기는 코로나 사태로 인해 많은 사람들이 건강과 면역력에 관심이 높아지는 시기이기도 했다. 나 또한 우리 가족의 건강을 위해서라면 뭐든지 할 수 있다는 생각으로 가득 찬 대한민국의 열혈엄마였다.

두근두근 많은 기대감을 가지고 시작한 매집사 3기. '먹지 말아야 할 음식을 먹지 않는다'라는 미션을 받고는 냉장고에 있는 각종 소스, 냉동식품을 하나씩 정리하기 시작하고, 대신 건강한 식재료들로 냉장고를 가득 채웠다. 매집사 3기를 할 당시에 아기가 10개월 정도였는데 매집사에서 배운 닭백숙, 떡갈비, 연근전, 찹쌀파이, 비트 스무디 등의 음식들을 하나씩 만들어줄 때마다 폭풍 흡입하는 모습에 감동을 받았고, 남편도 맛있게 먹어주니 요리하는 재미에 다시 푹 빠졌다. 식재료뿐만 아니라 조리도구의 중요성도 알게 되어 코팅 냄비, 코팅 프라이팬, 무쇠냄비, 압력밥솥, 에어프라이어 전부 다 과감하게 처분했다. 엄청난 실행력과 열정으로 가득했던 4주간의 프로젝트였다.

이렇게 4주로 끝이 났으면 지금까지 건강한 집밥 해먹기 미션은 또다시 일상에 치여 흐지부지되었을지도 모른다. 하지만 매집사가 끝나면 업그레이드 카톡방에 모여 서로 집밥 사진을 공유하고, 소장님께서는 다시 열심히 집밥할 수 있도록 복습을 시켜주시기도 한다. 이런 환경을 만들어주셨는데 어떻게 바깥음식으로 우리 가족의 밥상을 채울 수 있을까. 지금도 후기를 쓰면서 다시 열심히 집밥을 해야겠다는 다짐을 한다.

2020년 코로나로 인해 불안하고 힘든 시기에 내가 가장 잘한 선택 중 하나는 매집사에 참여한 것이다. '매일 집밥은 사랑입니다', 말 그대로 가짜 음식이 아닌 진짜 음식으로 우리 가족의 몸을 채우는 우리 집 밥상은 내가 가족들에게 표현하는 사랑의 방법이 되었고, 음식을 통해 그 사랑이 전해져서 건강하고 행복한 가정이 되기를 꿈꾼다. 가진 것을 아낌없이 나눠주시는 윤경혜 가정먹거리연구소 소장님의 선한 영향력이 대한민국의 가정 먹거리를 건강하게 바꿀 수 있기를 바란다. 이렇게 후기를 통해 다시 한 번 감사의 인사를 드릴 수 있어서 행복하고, 감사합니다.

- 매집사 3기 사랑천사행복부자 연우맘다해(강다해)

사례 4 매집사로 건강과 맛을 동시에 잡다

2020년 6월 27일 COVID-19가 한창 진행 중이던 날에, 아이 둘을 등원시키고 우연히 강의공지를 발견했다. "가정먹거리연구소와 함께 하는 매집사 4기 모집 : 면역력 높이는 힐링푸드 집밥하기(매일 집밥은 사랑입니다)", 그렇게 윤경혜 소장과의 첫 인연을 맺었다.

집밥이라는 것을 본격적으로 해본 적이 있나 하고 생각해보니 거의 없었다. 결혼하고서는 바로 주말부부를 했고 1년 뒤에 다시 합쳤을 때에도 서로 일이 바쁘다 보니 함께 식사하는 시간은 주말뿐이며 그것도 피곤하다는 이유로 주로 외식을 했었다. 회사 식당이 잘되어 있는 것도 하나의 이유였다. 그렇게 결혼생활을 이어가다 첫째와 둘째를 출산하고 육아휴직을 보낸 3년의 시간 동안은 친정엄마의 도움으로 밥걱정 없이 살았는데 2020년 4월 홀로서기를 시작하면서부터 밥과의 전쟁이 시작되었다.

어른 밥이야 뭐든 먹어도 되지만 엄마가 되어보니 아이들의 식사는 늘 마음에 걸렸다. 첫째만 있었던 시기에는 마른 체형의 아이이기도 했고 한 명에게만 신경을 쓰면 되는지라 여러 노력을 기울였으나 아이가 둘이 되니 몸이 편해야 아이들과 더 보낼 힘이 생긴다는 생각에 밥을 하기보다는 외부음식의 힘을 자주 빌렸다. 그러다가 6월 여름, 2년 뒤 아빠 없이 아이들과의 장기 여행 계획을 세우면서 밥 문제가 유독 마음에 걸렸다. 매일 챙겨먹어야 할 세 번 이상의 식사를 준비하는 일이 괴롭다면 여행하는 기간 동안 매일이 괴로울 것 같았다. 이왕 해야 한다면 즐겁게 해보자, 여행 중 아프면 안 되니 건강까지 고려해보자는 생각을 가지던 중에 만나게 된 이 강의는 집밥에 대한 나의 생각을 깨주었다.

집밥 하면 제일 먼저 떠오르는 것이 노력 대비 인정을 못 받는 일이라는 생각이었다. 그래서 하기가 싫었다. 거기에 더하여 요리감각은 타고나는 것이며 몸에 좋은 음식은 하기 어렵고 맛이 없다는 편견이 있었다. 그리고 4주간 진행되었던 매집사 강의에서 지금까지 알지 못했거나 먹어보지 않은 생소한 재료들(비트, 케일, 퀴노아, 병아리콩, 리얼코코아 등)을 만났다. 또한 알게 되어 불편하지만 알게 되어 다행인 음식관련 습관들(재료 구입, 조미료, 요리방법 등)을 알 수 있었다.

  아는 것과 실행하는 것은 천지 차이이듯, 매집사를 들으면서 매일 집밥 한 것을 인증하고 누군가 한 음식의 요리법을 물어보고 공유하면서 한 달 동안 집밥에 대한 생각이 바뀌었다. 가족을 위해 요리하는 것에 기쁨을 느끼기 시작했다. 집밥을 준비하는 시간과 가족이 먹는 모습을 보는 순간이 괴로움과 평가의 시간이 아닌 기쁨과 보람의 시간으로 바뀌었다. 또한 윤경혜 소장이 전문 요리사가 아니기에 본인이 하기 쉬운 건강한 요리 레시피를 공유해줌으로써 요리가 어렵고 복잡하다는 생각에서 벗어날 수 있었다. 그렇게 몇 가지 음식과 간식들을 직접 해보면서 건강과 맛을 동시에 잡을 수 있는 요리 역시 누구든 연습을 통해 가능함을 경험하였다.

  매집사 4기 프로젝트를 마친 지 벌써 6개월이 지났으나 그때의 생각과 행동은 남아서 우리 집 식사 풍경을 바꾸었다. 아침 식탁은 퀴노아 에너지 죽, 비트 스무디, 토마토 보양숙, 견과류와 과일 중에서 2~3가지 것을 조합해 차려진다. 간소해 보이지만 속이 편하고 건강한 음식으로 하루를 시작한다. 메뉴가 정해지다 보니 고민하는 시간이 짧아졌고 아이들도 적응하여 잘 먹는다. 그래서 전쟁 같던 식사시간이 고요해졌다. 남편의 부재로 아이들하고만 하는 저녁 식탁에는 대부분 익힌 야채들이 포함된 요리가 놓여 있다(익힌 야채가 포함된 카레나 짜장 또는 야채탕수육 등). 중간중간 집밥을 하기 싫은 날에는 유기농 판매점에 가서 유기농 재료로 만든 반조리 음식을 사서 내어놓기도 한다.

어렵지 않았냐고 누군가 물어본다면 매집사 프로젝트로 다른 이들과 함께 시작해서 좀 더 어렵지 않게 변화할 수 있었다고 말하고 싶다. 나처럼 집밥하는 것이 싫지만 할 수밖에 없는 환경에 있고 건강을 고민한다면 한 번쯤은 이 강의를 들으면 어떨까 하는 생각이 든다.

오늘도 가족들을 위해 집밥 하는 엄마(또는 아빠)들에게, 당신들 덕분에 가족들이 건강하고 행복할 수 있음을, 당신이 위대한 일을 하고 있음을 말해주고 싶다. 감사하고 감사한 일이다.

- 건강 지킴이 문세원

사례 5 "건강하게 먹어야지!"

전 8년 만에 부인과 재수술을 하고 호르몬을 매일 같이 먹고 있어요. 몸은 날마다 무겁고 음식을 챙겨먹기보다는 마지못해 세 끼를 먹는다는 기분이 종종 들죠. 하지만 소장님을 만난 후에는 몸을 보호하는 음식이 있고 몸에 차곡차곡 독을 쌓아가는 음식이 있다는 것을 알게 되었습니다. 생각해보면 우리가 먹는 음식이 곧 내 건강과 직결된다는 것을 알면서도 귀찮다는 이유로 생각과 행동은 다를 때가 많은데, 비트 스무디부터 케일 주스, 유정란 반숙을 챙겨먹는 게 크게 번거롭지가 않더라구요. 하나둘씩 만들어 먹으면서 몸이 가벼워지고 편안해지는 걸 느끼니 다시 또 만들게 되고 선순환이 되었습니다.

계란에 적혀 있는 번호가 무엇을 의미하는지를 알고 나서는 건강한 계란을 신청해서 먹게 되었고 주방도구 또한 스테인리스로 바꾸기 시작했죠. 아직 완벽하게 적응하지는 못했지만 절반 정도는 감을 잡았다고 해야 할까요. 지금은 주방에 있는 제 모습이 마냥 귀찮지만은 않아요. 물론 아무것도 손에 잡히지 않는 날은 에잇! 몰라! 하는 심경일 때도 있지만 다시 돌아가야 할 기준이 생긴 것 같아서 그게 감사해요. 하면 할수록 편안해지는 요리! 가족들의 건강을 챙기고 있다는 안도감! 요리에 두려움을 없애주신 소장님께 감사드려요. 장바구니에 1차 농산물이 많이 담기는 날은 뿌듯하기까지 합니다. 코로나로 인해 배달음식을 자주 찾게 되는 요즘, 이 책을 읽고 한 번쯤은 지금 내가 어떤 음식을 먹고 있는지, 이 음식이 나와 우리 가족의 건강에 해가 되지는 않는지 생각해보는 계기가 되셨으면 좋겠습니다.^^

- 달팽이상점 정하늘

사례 6 매집사를 통해서 코로나 불안을 이겨내다

2020년 9월 어느 날의 공지. "긴급 안내. ○○○의 학생 보호자의 회사에 확진자가 발생하여 부득이하게 급히 1학년 4반의 학생 전원 하교를 진행합니다. 12시 점심식사 이전에 하교가 어려운 경우 담임선생님께 별도로 연락 주십시오."

그리고 2021년 1월 14일 밤 11시의 공지. "긴급 안내. 방학 중 돌봄교실 운영 중 돌봄전담사 가족의 확진 판정으로 1월 *일 오전 중 돌봄

*실 이용을 한 학생은 전원 코로나 바이러스 검사를 진행해야 합니다. 그리고 이번 주 돌봄교실 운영은 전면 중단합니다."

초등학교 입학을 앞두고 설레는 마음으로 친구들 그리고 담임선생님을 만날 날을 기다리던 아이였다. 그런 아이가 학교에 간 날은 얼마나 될까. 학교 운동장에서 친구들과 어울리며 노는 대신 마스크를 쓰고 책상에 앉아 이야기를 나누는 것뿐이지만 아이는 그것만으로도 참 즐거워했다. 미안했다. 누구의 잘못은 아니지만, 마음 편히 뛰어놀지 못하는 우리 아이들의 생활이.

갑작스럽게 전해오는 코로나로 인한 긴급 안내 문자와 연락을 받을 때마다 가슴이 철렁했다. 하지만 나는 아이의 코로나 바이러스 검사를 앞두고 불안하지 않았다. 내가 믿는 것은 비트 스무디와 집밥이었다. 우리 몸의 독소를 배출해주는 자연식품인 비트. 그 식재료를 처음 알고 접하게 된 것은 '매일 집밥은 사랑입니다(매집사)' 프로그램을 통해서였다. 비트를 찜기에 찐 후 바나나와 병아리콩을 함께 갈아서 만드는 이 한 잔의 스무디로, 나는 확신할 수 있었다. '내 아이는 코로나 바이러스보다 더 심한 병균에도 건강할 수 있다.'

나는 매집사를 통해 평소 아이들이 맛있게 잘 먹는다는 이유로, 요리가 쉽고 빠르다는 이유로 선택했던 가공식품과 천천히 거리두기를 하고 있다. 대신 야채 위주로 원재료를 사서 내가 직접 집밥을 요리하고 있다. 이는 정말 우리 가족에게 건강한 면역력을 만드는 선물이었다. 평소에 변비로, 건조한 피부로 가려움증이 있어 철이 바뀔 때마다 힘들어했던 큰딸이 어느 순간 아침마다 규칙적으로 변을 본다. 그리고 겨울철인 지금 가렵다고 힘들어하지 않고 편안하게 잠을 잔다. "내가 먹는 것이 곧 바이러스 면역제다!"라는 믿음으로 나는 더 열심히, 매일 집밥을 한다. 매일 집밥은 사랑이다.

- 오미옥 가정경제 재무장관

사례 7 "매일 집밥은 사랑"이라는 말, 너무 아름답지 않은가

나는 51세 아줌마로 내겐 이미 성인이 된 두 아들이 있다. 현재 어린이집 조리사이면서 온라인 쇼핑몰을 하고 있다. 두 아들 모두 우리 부부를 닮아 여드름이 심하고 작은아들은 장이 약한데 블로그를 통해 매집사 소식을 알게 되어 도움이 될 것 같아 참여하게 되었다. 2020년 3월 매집사 2기로 참여했으니 벌써 1년이 다 되어간다. 원래 외식을 자주하는 편은 아니었지만 매집사를 시작하고 코로나가 확산되어 더더욱 외식을 할 수 없었다

매집사 초기에 하루에 내가 먹었던 음식들 사진을 올리던 기억이 난다. 사진을 잘 찍지도, 좋아하지도 않았지만 매일 미션을 수행하며 내가 먹은 음식스토리가 만들어져갔다. 건강식단에 관심은 있었지만 체계적이지도 전문적이지도 않았던 그저 평범한 아줌마가 매집사를 하면서 가족들의 건강을 책임지는 전문가가 되어갔다.

매집사 레시피 중 내가 꾸준히 하고 있는 것은 비트 스무디, 케일 스무디, 토마토 보양숙, 병아리콩 샐러드다. 이 정도는 매일 하고 있다. 매집사 참여 전과 후 달라진 건 냉장고에 비트, 케일, 바나나, 사과, 레몬을

상비약처럼 쟁여놓고 있다는 점이다. 몸에 좋은 것을 먹는 것도 중요하지만 몸에 좋지 않은 것을 먹지 않는 것이 더 중요하다. 매집사 참여는 내가 건강과 관련된 것에 관심이 많음을 깨닫는 계기가 되었다.

지난 연말에는 남편과 나를 위해 음식 알러지 검사를 포함한 특별한 건강체크를 받기도 했다. 매집사가 아니었다면 못했을 생각이다. 아직 도전해보지 않은 매집사 레시피들이 많은데 이제 하나씩 해봐야겠다. 그런데 "매일 집밥은 사랑"이라는 말 너무 아름답지 않은가? 어떤 말로도 다 표현할 수 없는 가족에 대한 사랑이 다 들어가 있는 말이다. 매집사, 고맙고 또 고마운 모임이다. 매집사를 만들어준 윤쌤 감사합니다.

- 스마일 마스터 이성경

사례 8 내가 먹는 음식이 바로 나라니!

나는 오늘 아침도 유정란을 삶고, 토마토 보양숙을 만들고, 냉동시켜뒀던 비트 클렌징 주스를 해동시킨다. 매집사를 통해 배운 식단이고, 1년 넘게 자리 잡게 된 우리 가족의 건강한 아침이다. 매집사 전의 우리 집 식탁은 냉동만두와 햄, 조미김이 주요 메뉴였고, 배달음식은 2~3일에 한 번은 단골로 시켰다. 집에서 먹는 밥일 뿐, 바깥음식과 큰 차이가 없었다.

음식 하는 데 관심이 없으니, 주부생활 10년이 다 되도록 요리 실력도 크게 늘지 않았다. 귀차니즘도 한몫했겠지만, 무엇보다 그만큼 무지했다. 그래도 다 먹을 만한 것 파는 거겠지 싶어서 사먹는 음식들에 대해서 큰 문제의식조차 느끼지 못했다.

올해 열 살, 여섯 살이 된 두 딸아이를 키우면서도 매집사 전에는 내가 주는 음식들이 아이들의 성장발달에 어떤 영향을 미칠지 생각도 못했던 것이다. 성조숙증이다, 소아비만이다 걱정거리가 많은 시대이다. 특히나 여자아이들은 성조숙증에 민감할 수밖에 없다. 아무리 좋은 영양제들을 먹여도, 기본적으로 집에서 매일 먹는 음식들이 "가짜 음식"이라면 아이의 성장에 도움은커녕 악영향만 줄 뿐이다.

바른 조리도구를 선정하는 법부터 건강한 식재료를 고르는 법, 번거롭지 않아서 누구나 도전해볼 법한 건강한 조리법과 "진짜 음식"인 집밥을 손수 해먹을 수 있게 습관화해주는 과정까지! 나에게 매집사는 참 친절한 과외선생이었다.

그 사람이 먹는 음식이 그 사람의 건강을 말해준다. 매집사에 참여하지 않았더라면 어떠했을까 생각해보면 아찔하기까지 하다. 나와 가족의 건강한 식탁을 만들어준 가정먹거리연구소 윤소장님에게 다시 한 번 고마움을 전한다.

- 꽃소금 이주미

사례 9 "배달앱 VIP였던 엄마가 건강표 밥상을 차리게 됐어요"

7세, 4세 두 딸을 가정 보육하는 엄마, 스토리메신저 표향미입니다. 제가 하루 중 가장 많이 하는 생각! '오늘 뭐 먹지?'예요. 아침, 점심, 저녁 삼시 세 끼를 챙기다 하루가 다 지났어요. 자연스럽게 배달앱으로 주문하는 일이 많았고, 아이들이 일찍 잠들면 신랑과 함께 야식을 즐겼지요. 어느 날 배달앱을 켜니 VIP가 되어 있었는데 '이건 아니잖아?' 하는 생각이 들었어요. VIP가 됐는데 기분이 좋지 않다는 건 내가 할 수 있는데 하지 않았다는 죄책감으로 연결이 되더라고요.

건강한 집밥, 음식에 대해 관심이 생길 즈음 매집사가 눈에 들어왔어요. '가정먹거리연구소' 블로그에 있는 포스팅을 공부하듯 정독하고, 만들어보고 싶은 레시피를 모아서 해보기 시작했어요. 하지만 엄두가 나지 않았고 어디서부터 시작할지 몰랐어요. 그런데 매집사 프로젝트에 참여하고 우리 집 밥상은 완전히 달라졌습니다.

"좋은 음식 먹는 것보다 나쁜 음식 안 먹는 게 더 중요합니다." 하고 말하는 윤경혜 대표님 말에 꽂혀 나쁜 것부터 버리고 사지 않는 엄마가 됐어요. '나도 안 먹는데 아이들한테 왜 사주지?' 하는 생각이 들면서 과자나 아이스크림을 사는 일도 줄었습니다. 그 대신 연근칩, 찹쌀파이 같은 간식을 챙겨주기 시작했어요. 안 먹을 거라고 생각했던 건 제 착각이었어요. 두 딸은 제가 이렇게 만든 간식을 정말 맛있게 먹어요.

코로나가 심각해져서 사람들은 배달을 많이 시킨다고 하는데 저는 오히려 매집사에서 배운 면역력 삼총사 수프를 냉동실에 꽉꽉 채워 넣고, 건강한 집밥으로 식구들의 건강을 챙기는 사명가가 되었어요. 일주일에 두세 번 시켜먹던 떡볶이? 치킨? 지금은 집에서 간단히 만들어 먹어요. 배달한 치킨보다 엄마가 만든 치킨을 훨씬 더 잘 먹는 아이들, 그리고 신랑. 이제는 예전으로 돌아갈 수 없게 됐어요.

건강한 음식, 날마다 집밥을 하는 일이 아주 힘들 거라고 생각했지만 함께하니 할 수 있었고, 또 누구라도 할 수 있는 아주 쉬운 조리법과 건강 상식으로 우리 집 건강을 컨설팅받는 기쁜 시간이었어요. 누가 제가 먹는 음식에 이렇게 관심과 애정을 쏟아주겠어요. 좋은 것 하나라도 더 알려주려고 하는 윤경혜 대표님의 따뜻함이 전해지는 4주였답니다. 프로젝트가 끝난 뒤에도 계속 소통하며 집밥을 공유하고 건강한 삶을 유지하는 매일 집밥 유지어터가 되었네요.

'매집사'는 엄마라면, 또 음식을 먹는 사람이라면 누구나 한 번쯤 꼭! 배우고 참여해야 하는 프로젝트입니다.

"우리 엄마 요리가 최고야."

"엄마, 이거 정말 꿀맛이다."

"이렇게 맛있다니~ 우리 엄마 최고."

아이들이 해주는 말에 신이 나서 오늘도 집밥을 합니다.

- 매집사 6기 스토리메신저 표향미

사례 10 가정먹거리연구소와 함께 시작된 사랑과 행복

신혼이라 요리하는 것도 서툴고 4개월 된 아기를 키우다 보니 매 끼니 어찌 먹지 고민도 많았어요. 건강하게 요리하는 것은 생각도 못해 봤어요. 당시 아버지께서 암 수술하신 지 얼마 되지 않아서 건강하게 사는 데 관심을 두던 차에 매집사를 만나게 되어서 좋았습니다.

매집사 하면서 무조건 볶고 센 불에 가열해서 먹던 식습관이 기름도 없이, 저수분, 저온에 조리하는 방법으로 바뀌었어요. 조리도구도 사은품으로 받아온 코팅냄비로 아무거나 썼었는데 매집사 통해서 조리도구 선택이 얼마나 중요한지 알게 되었어요. 주걱부터 반찬통, 계량스푼, 냄비, 프라이팬, 믹서기 등 주방의 거의 모든 것들을 매집사를 통해서 채우고 바꾸었어요. 건강한 삶을 살기 위한 제 첫 번째 여정이었네요. 또, 식재료는 어떤 것을 선택해야 하는지도 배워서 이제 막 신혼살림을 시작하는 제게 참 유익한 시간이었어요.

매집사에서 배운 비트클렌징 수프, 히포크라테스 수프는 면역력에도 참 좋다는 걸 느꼈어요. 한참 모유수유 중이라 기력이 달리기도 했는데 한 끼 대용으로 먹기도 하고 식간에 간식으로 먹으니 몸도 가벼워지고 면역력도 올라가는 게 느껴졌어요. 아기에게도 꾸준히 먹였더니 16개월이 된 지금까지 감기 한 번 걸리지 않고 건강하게 자라고 있어요. 비트 스무디와 케일 스무디는 간식으로 주는데 숨도 안 쉬고 먹을 정도로 엄청 좋아해요. 매집사 하면서 처음 접하는 식재료도 많았고, 자극적인 음식들보다 채소들이 이렇게 맛있는지도 처음 알게 되었습니다. 세 끼 먹고 운동 한 번 하지 않고도 매집사 참여하는 두 달 동안 3kg이 빠졌어요. 아무래도 매집사 하고 나서 좀 더 건강한 제품을 사게 되었어요. 배달음식도 안 먹게 되어 식비도 확 줄었습니다. 냉장고엔 채소가 가득하고 냉동실엔 쟁여둔 비트클렌징 수프가 가득해요. 건강하게 먹어서인지 둘째도 빨리 찾아왔어요. 매집사 통해서 먹는 음식이 바뀌니, 삶의 전반이 바뀌었습니다.

- 매집사 1기 사랑행복가득

epilogue | 진짜 집밥의 시간, 내가 얻은 것은 건강, 그리고 사랑이었다

내가 가장 하기 싫었던 것은 부엌데기가 되는 것이었다. 어릴 적 나는 엄마의 뒷모습만 보고 살아왔다. 엄마랑 놀고 싶던 어린 시절. 항상 주방에 있는 엄마를 기다려야 했다. 엄마의 눈빛만 하염없이 기다렸다. 그래서일까? 음식을 하는 행위 자체를 쓸데없는 일, 시간 낭비라 생각했다. 결혼을 하면 직접 해먹어야 하니 달라질 줄 알았지만 여전히 주방놀이에 흥미가 없었다. 자연스레 주방은 내 것이 아닌 남편의 영역이 되었다.

하지만 다섯 번의 유산 끝에 얻은 내 딸을 잘 키우기 위해 주방에 발을 들이기 시작했다. 이 아이는 건강한 삶을 일깨워주기 위해, 음식의 중요성을 알려주기 위해 온 선물 같았다. 그리고 나의 진정한 성장은 내가 싫어하던 음식을 하면서부터 시작되었다.

'가정먹거리연구소', 이름을 정하고 그때부터 모든 것이 시작되었다. 매일 주방에서 보내는 시간, 기본이 3시간이었다. 진짜 진실을 찾으려 애썼다. 더 이상 건강염려증 환자가 되지 않으려 했고 진짜 음식, 진실한 집밥을 찾으려 했다.

삶의 유통기한은 나의 밥상에서 시작한다. 그래서 나는 바뀌기로 했다.

1. 저녁 주방에 있는 시간을 1시간 내자.
2. 야채를 먹일 방법을 찾자.
3. 억지로 먹이지 말자.

- 견과류 좋은 건 알겠어! 어떻게 먹일까? 견과류를 곱게 갈아서 들기름 뿌려

주먹밥 만들어 치즈와 계란으로 돌돌 말아서 견과류를 먹은 줄도 모르게 만든다.

- 야채 좋은 건 알겠어! 어떻게 먹일까? 갖은 야채를 식감도 느낄 수 없게 곱게 갈아서 계란말이, 계란찜, 밥할 때, 동그랑땡 만들 때 넣어서 먹인다.
- 과일 좋은 건 알겠어! 어떻게 먹일까? 과일을 달달한 바나나나 고구마와 갈아서 맛있게 아가베시럽까지 넣어서 주스나 아이스크림으로 만들어 먹인다.

'매일 집밥은 사랑입니다', 매집사 프로젝트. 2020년 2월에 시작한 매집사가 8기가 되었다. 이번 달에도 나의 집밥 본능 스위치는 또다시 켜졌다. 처음에 남편은 남에게 보여주기 위해 하는 것 아니냐고 말하곤 했다. 그 시간이 1년이 되어간다. 그 시간 속에서 남에게 보이기 위해 집밥을 했든 나를 위해 집밥을 했든 그런 건 나에게 아무런 상관이 없었다. 중요한 것은 내가 그 시간 동안 정말 꾸준히 진짜 집밥을 해왔다는 것이다.

나는 이제야 조금 알았다. 가족들을 위한 음식을 하면서도 평가를 바랐고 안 먹으면 화가 났다는 것을. 내가 너를 위해서 힘들게 주방에서 음식을 했는데 안 먹어! 하면서 화가 났고, 해줘도 안 먹을 음식이란 생각에 아예 안 하게 된 것이다. 하지만 음식이란 기본적으로 나를 위한 것이다. 나를 위해 사랑 가득한 음식을 해야 하고, 내가 먹고 싶은 음식을 해야 한다. 결국 음식을 만드는 과정에서 대접받고 싶은 내가 있었다는 것을 깨달았다. 그리고 나를 위한 아침을 차리며 행복했다.

이제 우리는 선택을 해야 한다. 염증과 질환을 만드는 쓰레기 음식을 만드는 기업과 사회, 그것을 암묵적으로 허용하는 국가를 탓하며 언제까지 피해자로 살아갈 것인가? 기업이, 사회가, 국가의 정책이 변화하길 기다린다면 늦을 것이다. 내가 죽은 후? 아니면 내 아이가 죽은 후가 될까? 소비자인 내가 달라져야 한다. 가공식품, 가짜 음식을 아무도 사지 않는다면 더 이상 만들지 않을 것이다. 기업은 소비자의 소비성과 소비 패턴을 보고 만든다. 지금 우리가 패스트를 외치며 간단음식, 간편하게 한 끼 때우는 식사를 선호했기에 그런 식품이 발 빠르게 만들어지고 공급된 것이다. 수요와 공급의 법칙에 따라 수요가 있었기에 수많은 가공식품이 만들어진 것이다. 그러니 소비를 그만두자. 이제 제발 멈추자. 그리고 진짜 집밥을 선택하자.

이 책은 매집사 참여자들이 없었다면 쓸 수 없었을 것이다. 나를 선생님이라 불러주며 4주간의 프로젝트를 함께해준 사람들. 진짜 집밥을 실천하며 변화되는 매집사 참여자들을 보면서 뜨거운 감동을 느낌과 동시에 나라는 존재가 누군가에게 힘이 될 수 있다는 용기를 얻었다. 감사를 드린다.

그리고 '가정먹거리연구소'를 브랜딩해주신 김유라 작가님께 정말 감사드린다. 건강염려증 환자로 살아갈 뻔한 내가 가정먹거리연구소 운영자로 바뀐 것은 단 한순간이었다. 1인 지식기업으로 가정먹거리연구소를 선택한 그 순간부터 새로운 인생이 시작되었다. 나의 블로그 이웃들에게도 감사드린다. 그들의 격려와 공감이 큰 힘이 되었고, 모든 댓글은 사랑이었다. 진심으로 감사드린다.

  책이 완성되기까지 도움 주신 기성준 작가님께도 감사를 드린다. 의사도 아니고 영양사도 아니고 심지어 요리사도 아닌 너무 평범한 엄마인 내 이야기, '내가 쓴 책을 누가 읽어주겠어'라는 생각이 많았다. 그때 "책 내용 너무 좋아요"라며 용기와 격려를 해주고 책이 완성될 때까지 관심과 사랑을 주셨다.

  마지막으로 나의 가족들, 엄마, 시어머니, 동생들, 언니에게 감사를 드린다. 아이를 계속 떠나보낼 때도 당신도 힘들었을 텐데 단 한 번도 나를 비난하지 않고 "우리 아이 없어도 잘살자"라고 말해주며 손 꼭 잡아준 내 남편, 정말 감사하다. 당신이 내 인생의 가장 큰 귀인이다. 그리고 우리 부부를 선택해서 온 내 딸, 나를 엄마로 만들어줘서 고마워. 네 덕분에 내가 살아갈 힘을 얻고, 삶의 기쁨을 알게 되었으니, 우리 영원히 건강하게 행복하자!